Magia y Poder
de las

RUNAS

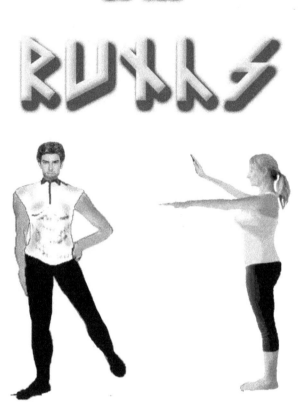

Gabriel Silva

MAGIA Y PODER DE LAS RUNAS

ISBN- 978-1-4477-2196-3

Gabriel Silva

1ª Edición

https://www.lulu.com/spotlight/piramicasa

MAGIA Y PODER DE LAS RUNAS

PRÓLOGO DEL AUTOR

Hace treinta años, cuando daba clases de antropología esotérica, historia oculta y psicología trascendental, comenzaron a pedirme mis alumnos que hiciera un libro con todo el tema de las Runas bien desarrollado. Esperaba que otros lo hicieran y no por pereza. Simplemente consideré que hay muchos temas que son de necesidad para muchísima más gente, que la práctica de las Runas, ya que este asunto es de interés para una minoría, para seres de mentalidad trascendente y dispuestos a cambios fundamentales en sus vidas y su evolución. Colaboré con mi Padrino, Ramiro de Granada, en la construcción de La Biblia III y ahí se encuentra parte del tema, así como en internet y en algún otro de mis libros. Pero ahora, después de tres décadas de haber comenzado la práctica y con veintiún libros ya publicados, mi esposa vuelve a la carga con el pedido de hacer un libro específico, que aclare todo este asunto, tanto por la constante solicitud de los alumnos en el foro de Telegram t.me/corazontrino y otras redes, como por la desinformación que existe respecto al tema, que hace parte demasiado importante en la Gran Obra Alquímica personal.

Para los curiosos del mundo esotérico, antropólogos, amantes del misterio, reporteros, especuladores teóricos, etc., mi franco respeto y espero que este tratado les sea de utilidad, pero sin duda que será a los practicantes, a quienes realmente servirá el contenido de este libro. Cuando puedan leer lo que dice en runas esta imagen de la siguiente página, sólo habrán aprendido el valor de las Runas en su equivalente de letras latinas, con un poco de ejercicio cerebral y algunos las leerán de inmediato, pero eso no les dará más que un entretenimiento cultural. El gran provecho se extrae en la práctica diaria con respeto de las pautas de realización.

Junto a la Catarsis (purificación emocional) y la práctica del Kundalini Yoga, la práctica rúnica compone la básica e inexorable trilogía de realización Trascendente. Su objetivo no es lograr riquezas económicas, aunque sin duda a los que deban tenerla para cumplir misión de vida les facilitará muchas cosas. Tampoco tiene como objetivo recuperar la salud, aunque como efecto paralelo pueden producirse las mejoras y hasta algunos "milagros".

Hay quienes sondean el terreno de la Magia para "adquirir poderes y/o facultades psíquicas", pero han de saber que cualquier poder o facultad que se desarrolla es una carga, una responsabilidad enorme ante las Leyes Universales, que si no se gestiona bien, se convierte en un baldón y hasta en una maldición, en vez que una ventaja.

La práctica rúnica no produce el desarrollo *per se* de las facultades psíquicas paranormales, pero pone al individuo en mejores condiciones para ello. Sin embargo, les recomiendo meditar en eso y no hacer esta práctica con ese objetivo ni tener una expectativa al respecto. Ya son algunos miles de practicantes sobre los que he podido hacer estadísticas, y los casos de desarrollos facilitados por la práctica han sido unas pocas excepciones. Pero los cambios maravillosos en la psicología, en la erradicación de taras psíquicas, en el despertar de consciencia, en el logro de conseguir un equilibrio psíquico más que notable, sí que son la consecuencia inexorable en casi todos los que han empezado y mantenido el hacer en la trilogía de la Catarsis, Runas y Tantra (Kundalini). Iniciar este Camino Mágico no es algo temporal, sino para siempre. Luego se va haciendo más fácil, una forma de vida que lleva de modo inexorable a la auto-realización en el mejor sentido.

Gabriel Silva- Abril de 2023

SIGNIFICADO GENERAL Y ORIGEN HISTÓRICO DE LAS RUNAS

LAS RUNAS SON:
1.- Los símbolos arquetípicos de las Raza Aria. Las Almas de todos los Seres Humanos de todas las Razas tienen algo comparable a un "sistema operativo", que determina instintos básicos, los valores éticos, la forma de pensar y de sentir correctamente, en armonía con todo el mundo y las demás criaturas del Universo. En los Arios (todas las etnias de Raza blanca, que son escandinavos, rusiánidos, germanos, eslavos, grakios, magiares, itálicos, latínidos, íberos, celtas, sajones, arábigos, caucásicos e indoarios en sus tres subetnias) estos arquetipos se llaman Runas. En la Raza Cobriza, que según sus propias leyendas, son los supervivientes por huída del extinto planeta Erk (hoy cinturón de asteroides entre Marte y Júpiter), también son las Runas sus arquetipos. Las Razas Negra y la Amarilla tiene lo mismo en cuanto a valores, no sólo como ""Humanos", sino como Seres Conscientes, pero sus símbolos son formados por líneas curvas, a diferencia de las Runas que sin excepción, se componen de líneas rectas. Las Runas modificadas a lo largo del tiempo -

algunas de ellas- tienen curvas, pero ya hablaremos de otros usos, como letras, símbolos geográficos, de marina, etc. Estos símbolos se encuentran como elementos potenciales en el Alma (Manas, o mente superior) y operan en interacción con el Cuerpo Vital, de carácter electromagnético y cuántico, que abarca desde los 33 millones hasta los 140 mil millones de Hz (ciclos por segundo) aproximadamente. En idiomas cobrizos como el Aymara, *Runa* significa *Hombre* (como varón o mujer), en el sentido de, "cuerpo humano". En Quechua, también cuerpo humano es **Runa kurku.** Runa es el Humano. Ambas Razas, Aria y Cobriza, pueden practicar las Runas de la misma manera.

El valor de las Runas como "símbolos mágicos", se comprende en su propio significado, pues no hay Magia más alta y verdadera que la que lleva al Hombre a recuperar su memoria eterna, y con ello acercarse a su propia Esencia Divina. Lo verdadero de ellas en la práctica, es que componen la gimnasia yóguica propia de los Arios. La práctica se compone de cuatro acciones que se hacen de modo simultáneo, es decir "todo a la vez": a) Posición del cuerpo, b) Visualización del dibujo de la Runa, c) Repetición mental del significado mientras se hace lo siguiente: d) Mantram propio de la Runa. Esta gimnasia realiza la Obra Interior de instalar en el Cuerpo Mental y el Emocional, los valores o ideas superiores del Alma. En el cuerpo físico produce algunas mejoras en su homeostasis, en el Cuerpo Mental reordena las ideas, desde las más concretas y claras hasta las más abstractas y confusas. En el Cuerpo Emocional, remueve los "yoes psicológicos" (**miedos, odios y vicios**), lo que facilita su eliminación, al llevarlos al consciente mental. Por eso no se recomienda hacer las Runas sin una previa "Catarsis Cátara". El estudio del libro "Catarsis Cátara" es el primer paso, obligado e inexorable para llevar una línea segura y efectiva, sin riesgos, en el Camino Mágico. Los falsos egos, removidos por la práctica de las Runas, son muy difíciles de gestionar sin esa previa purificación emocional, aunque sea en un enfrentamiento básico con los "demonios interiores".

Los mestizos Ario-Cobrizo pueden hacer las Runas como cualquier etnia Aria o Cobriza, aunque por pequeñas diferencias en la estructura del Cuerpo Vital deben tener un mínimo de cuidado, haciéndolas paulatinamente (tres y no cinco como es habitual) sin demasiadas repeticiones al principio y otras recomendaciones que más adelante veremos. Los mestizos con componente Amarillo (la mayoría de los Cobrizos actuales) o con componente de Raza Negra, deben tener más cuidado y para ello se recomiendan las modificadas por el Maestro Samael Aum Weor, que enseña la Iglesia Gnóstica y no presento aquí.

2.- Su uso como "piedritas para adivinar", tiene el mismo valor que hacer eso con caracoles, borra de café o cualquier otro juego de adivinación, que a lo sumo pueden dar "mensajes" a interpretar por la intuición de quien juega con ellas y mejor harían enseñando algo a sus clientes.

3.- Se usan como letras casi desde el principio de la Humanidad Mortal, pero aquel "principio" surgió con la necesidad de la escritura, muchos milenios después de la creación del Hombre Mortal, por el primer esclavista, el Demiurgo. Sobre esto se encuentra información muy completa en el Libro "La Biblia III, Testamento de Todos los Tiempos", de Ramiro de Granada.

4.- Se han practicado desde siempre en el ámbito militar por estar en el subconsciente colectivo, como se verá en la descripción puntual, porque lo militar es en principio, la necesaria lucha contra el esclavismo. Aunque los símbolos homólogos en las Razas Amarilla y Negra son diferentes, las posturas militares adoptadas por todas las Razas es muy similar y de igual valor y efectos.

5.- HISTORIA:

El origen histórico lo encontramos en algunos aspectos alegóricos de la Navidad: La obra de recuperación histórica, arquetípica y espiritual la realizó el obispo San Nicolás de Bari. Nicolau nació en Patara (Turquía) en el año 271 y murió en el 355 en Mira (Anatolia), aunque sus restos fueron llevados luego a Bari, Italia Su biografía ha sido adulterada y contrapolada, porque este auténtico Cristiano no fue enemigo del arrianismo, ni fue cómplice de Constantino en la fundación de la Ecclesia Catolycus Apostolycus, sino que en su obra misma explica con símbolos, el origen de Iesus el Esenio y de todos los grandes maestros semi-primordiales de la Humanidad. Se mantuvo como infiltrado en esa entidad anti-cristiana, pero recuperando y manteniendo los rituales paganos y la enseñanza esotérica de la Doc-Trina, rescatando la historia de Odín-Lucifer-Wotan-Thor, que puede conocerse más a fondo en La Biblia III. Es casi seguro por las referencias no interesadas de la Iglesia, sino por historiadores esoteristas, que Nicolás haya podido alcanzar la "Precipitación" como el Maestro Esenio y muchos gurúes de alta consciencia, y más modernamente Sai Baba.

Papá Nöel, o "Santa Clauss", derivado del alemán "*Sankt Niklaus*lauss", con su traje rojo, es la representación de Lucifer, que nada tiene que ver con Satanás, como lo puso luego la Iglesia, pintándolo de rojo y asociándolos. Lucifer, Thor y Wotan son los primeros Primordiales que empiezan un ciclo de visitas y enseñanzas a los hombres mortales creados por Loky (luego Jahvé o "el travieso" o mejor traducido "el insoportable" y finalmente Geohvá o "expulsado de la Tierra". La superficie exterior fue acondicionada por los Primordiales y colocadas aquí las criaturas víctimas de este "dios" creador de la muerte al jugar con el Árbol de la Vida (la genética).

Wotan encarna por inseminación artificial o natural (no lo sabemos) pero hijo de una mujer mortal y un Primordial. Él mismo hace su sacrificio en el Árbol Irminsul, colgándose de los pies y permaneciendo el tiempo necesario para morir. Es la única manera de morir para un Primordial en el interior terrestre y mantener la consciencia y el cuerpo Astral. Entonces encarnó aquí afuera, pero Lucifer y Thor le visitan, para hacerle despertar la memoria y le preparan desde niño con las Runas, las cuales le son entregadas como dibujos en piedras, que Lucifer cuelga del Árbol Igdrassil o Igg Drassil, (del cual deriva el nombre de Brasil). Este árbol gigantesco al que Wotan debía ir escalando a medida que crecía, sólo cuenta con pocos especímenes en la actualidad, en la Selva Amazónica.

También, a medida que Wotan avanzaba en su instrucción con la práctica de las Runas para reactivar los poderes de su parte genética Primordial, Thor le premiaba con regalos, que eran las comidas-golosina de los Primordiales, con forma de huevo, como es la forma del Alma Humana. Estos "Huevos Álmicos" están representados en los Huevos de Pascua. Se trata de un preparado con néctar, ambrosía, miel, flores y otras delicias de origen vegetal, que tiene la misma forma del Alma. En el Humano es algo más alto que el cuerpo físico y contiene las Siete Esferas de Consciencia: Amor (rojo), Abundancia (anaranjado), Inteligencia (amarillo dorado), Pureza (Verdad, blanco), Vida (verde), Transmutación (violeta), Poder (Voluntad, azul) y el Octavo Principio: Eternidad, que es el vacío cuántico en que se encuentra el "Corpus Cristae" (color negro, el Cuerpo Crístico potencial, que la Energía Kundalini ha de nutrir para Ascender al Reino Natural siguiente).

Que Papá Noel venga del Polo Norte, es ni más ni menos que la realidad histórica, ya que por el hueco polar Norte es por donde Lucifer venía (con su cuerpo Astral rojo de "Vraja", que es la materia Astral pura y sólo alcanzan ese color las personas completamente limpias de emociones y de vibración amorosa). Viene con un trineo tirado por renos, que vuela. Es una adaptación para ser comprensible en aquella época de Nicolás, porque no podía expresar que venía volando en una "vimana", en un "plato volador" de los muchos que han pintado artistas de aquella época en diversos cuadros... Y entra por la chimenea, que es una alegoría del hueco polar. Y por qué viene a ocurrir esto siempre durante el solsticio de invierno, o en días cercanos, es algo que sólo hemos podido comprender al saber la relación entre los campos magnéticos de la masa terrestre y el sol interior, con el campo magnético de Febo. Al ser el día más corto, es decir la noche más larga en el Hemisferio Norte, la interferencia electromagnética es la más corta en todo el año, para una gran cantidad de procesos psíquicos, mentales y Astrales. Este es un factor de estudio en la Astrología Esotérica, en la parte de Ritmos Biológicos del Mundo. Sin duda Nicolás tenía todo este conocimiento y lo dejó "escrito" mediante el bello ritual de Papá Noel, para festejar y agradecer la cíclica presencia de los Primordiales para ayudar a la Humanidad a salir de la muerte y cualquier otra forma de esclavitud. Luego las religiones y los comercios se fueron apoderando de los elementos de esta enseñanza en símbolos. Es hora de ir recuperándolos en su verdadero sentido, teniendo la Navidad como fecha especial para la meditación y purificación de la personalidad, sin la cual... Ni Cristos, ni Hostias...

SOBRE EL DEMIURGO:

Un Primordial, un Hombre que fue el primer *esclavista* (Demiurgia es el esclavismo extremo y puro, la creación de la mortalidad y todas sus lacras para enseñorearse sobre otros Seres), intentó dominar el Reino Vegetal con sus primeros experimentos genéticos, pero no le resultaron muy bien. Luego lo ensayó con animales y tuvo más éxito. Pero finalmente lo aplicó con células humanas, creando por clonación y modificación al Hombre Mortal. En Biblias antiguas figuran los "Juicios de los Dioses", es decir los juicios que enfrentó ante los demás Primordiales por sus fechorías. Lamentablemente, este Hombre Primigenio dañino no sólo no revirtió los desastres que creó a partir de adulteraciones genéticas, sino que empeoró las cosas. Finalmente fue expulsado a la superficie exterior terrestre con mucho secuaces y sus criaturas. Desarrolló tecnología para empleo de sus "Angeles Infernales" (clones robotizados). Este primer criminal no hizo su Ascensión y duró poco más. Pero sus seguidores (algunas de sus propias criaturas mortales) han hecho desde entonces, toda clase de aberraciones genéticas, como las que derivaron en formidables animales como grandes saurios, etc., y el esclavismo mantiene siempre gran cantidad de almas prisioneras para enseñorearse sobre ellas. Ni más ni menos que la monstruosa enfermedad mental, emocional y espiritual de aquel Primordial, que se mantiene en gran parte de sus criaturas.

Con la acción de Wotan y Lucifer, dirigidos desde el Walhalla, se entabló definitivamente un Combate Mundial, con un bando compuesto por los Humanos Rebeldes, amantes de la Libertad, ayudados por los Guerreros de la Luz -siempre y cuando los mortales no sean indolentes-, y el otro bando integrado por los continuadores de la obra del Demiurgo y sus inconscientes acólitos. Este combate se transformó en un Combate Cósmico debido a la aparición de la Raza Cobriza, venida del Planeta ERK, ante la inminente destrucción de su mundo por actividad demiúrgica alquímica en vez de genética. Esta aberración fue posiblemente también inducida por el mismo demiurgo terrestre y por ello el mundo de refugio para los superviviente, fue la superficie externa de la Tierra. Los restos de Erk son ahora un cinturón de asteroides. Aquello ocurrió más de cien millones de años, cuando aún había grandes saurios en la Tierra. Según un texto de traducción confusa de la Edda, fue el mismo Loky (Geohvá) quien difundió la demiurgia y la ciencia sin Amor en los otros planetas, antes de desaparecer en Avitchi. Su vida no debe haber pasado de unos pocos miles de años, pero su obra macabra sólo se acabará cuando toda la Humanidad Mortal se extinga por Ascensión, no por muerte. Algunos esoteristas tienen la teoría (que no niego ni afirmo) de que los Primordiales del Sistema Solar permiten la existencia de esta escuela y a la vez cárcel, con un doble propósito: a) Permitir que muchas Almas evolucionen desde el Reino Animal al Humano Mortal para evitar que se pierdan, ya que no podrían hacerlo hacia el Reino Humano Primordial. b) Permitir que las Almas de los Mortales vayan haciendo su evolución, hasta extinguirse como "especie" o subespecie por Ascensión, es decir evolución pura, lo cual estadísticamente requeriría de muchos millones de años. Como teoría no tiene fallas desde el punto de vista estadístico y matemático pero de ser así existen los mismos riesgos de tener en un patio de nuestra casa, una horda de babuinos que se pueden descontrolar... Aunque bastaría un solo Primordial ya adulto (desarrollado) para acabar con toda la Humanidad Mortal en un día. El mesianismo, una estrategia muy común de los esclavistas, no presenta a un Superman venido de otro planeta. Pero en la realidad, eso es lo más parecido a un Primordial. Sin embargo jamás vendrá uno a "salvarnos" de nosotros mismos. Sólo vienen como encarnados en mujeres mortales, muy de tiempo en tiempo, para ayudarnos, enseñarnos, guiarnos para recobrar la línea evolutiva, cuando se dan algunas condiciones para ser escuchados. Pero no lo hará ninguno hasta que esta Humanidad salga de la esclavitud y la política esclavista que va alternando tiranías con falsas democracias de "partidos".

Posteriormente a la aparición de los Erkianos, aparecieron un grupo de demiurgos de Raza Amarilla o "Doganes", expulsados de Venus, con lo que se complicaron las cosas, y por último llegaron los Negros expulsados de Júpiter, con lo que Geohvá (su arquetipo degenerado y sus acólitos, no el primero) logró hacer su total aquelarre de mezclas humanas, obteniendo miles de millones de esclavos merced a sus macabros juegos genéticos y arquetípicos. El combate se extendió a casi todo el Sistema Solar, teniendo efectos desastrosos en las superficies externas de Venus y Marte. Finalmente, el conjunto de demiurgos y sus creaciones, pudieron ser reducidos a la superficie externa de la Tierra, donde actualmente se encuentra perdiendo por entropía, la que quizá sea la "Madre de las Batallas", al decir de los Musulmanes, que designan con la palabra "Yihad", aunque la mayoría de ellos desconoce los alcances de la misma y suponen que es sólo de orden político. Para los Musulmanes en general, la comprensión de todo esto será más fácil, pues buscan entender a Alláh (Dios Absoluto), y respetar su Leyes. No así para el judeo-catolicismo, que con todas sus adulteraciones y contrapolaciones del Conocimiento Sagrado y la historia, es el caldo de cultivo para todas las actividades demiúrgicas. Para los Musulmanes, la práctica rúnica no interfiere en absoluto con la práctica litúrgica del Islam.

EL CAMINO DEL MAGO

La Magia y las Runas son cosas inextricables para la Raza Aria. Aunque a los Amarillos no les hagan casi efecto, tampoco les dañan, pero los Negros no pueden hacerlas. No se han recuperado aún los ejercicios propios para los Negros, que es la Danza Yoga, habiendo sólo una reminiscencia folklórica en la "capueira", presentada como mezcla de danza y arte marcial. Sin embargo las pautas éticas y deontológicas del Camino del Mago, así como la Catarsis y el Kundalini, son las mismas para todas las personas del mundo, sin importar la Raza. La Yoga no es igual porque NO es igual el cuerpo Vital en cada Raza.

Para que un budista, un musulmán, un católico, un sintoísta o un lamaísta pueda seguir la senda mágica del Kristianismo gnóstico no es necesario dejar sus preceptos religiosos fundamentales, su cultura ni ninguno de los valores propios de su Raza o religión. La Doc-Trina es la aplicación de un Conocimiento Universal, del cual se originan todas las religiones, cuyas diferencias son el producto de las adaptaciones arbitrarias creadas por intereses de los esclavistas, a condiciones históricas determinadas y a la actividad demiúrgica permanente, que busca la perversión de cualquier valor que pueda liberar al individuo de la condición de esclavo. En el fondo, todos los Conocimientos Sagrados son de relativa simplicidad, todos los conceptos de la Vida Natural y Trascendentes, son simples y fáciles de entender por cualquier persona, incluso las que tienen poca o ninguna cultura y hasta por un niño. De hecho, los Magos educan a sus hijos en el Camino Mágico (aunque en realidad Magia no es otra cosa que la aplicación de las Leyes Naturales, la Ciencia Madre en la práctica, como la Metafísica es la Madre de

Todas las Ciencias en la comprensión del Universo. Lo complicado es todo lo creado para crear confusión, tanto en la política, como en la economía, como en lo espiritual y las prácticas. No tan sencillo todo como para en un día aprenderlo, pero toda la parte teórica del Esoterismo Científico, se puede aprender en menos de un año. La práctica llevará mucho más y hasta toda la vida, pero el Mago estará encaminado en la quinta parte del tiempo que lleva desarrollar cualquier carrera académica actual. Y sobre los niños cabe decir que desde muy pequeños pueden practicar las Runas, siempre conociendo y respetando las pautas dadas. De igual modo, la lectura de Los Ocho Kybaliones por parte de los chicos de apenas diez años, nos ha dado grandes sorpresas, ya que parecen entender toda la Metafísica más rápido que sus padres, al tener menos o nada de condicionamientos mentales. También las mujeres embarazadas pueden practicar Runas, sin ningún problema, pero no algunas que requieren movimientos fuertes, como la Hagal o la Iepum.

Para completar la comprensión de lo que debe hacer todo aquel que desee ser definitivamente libre, explicamos las características más generales del despertar de la conciencia individual y colectiva. Aunque hay otros procesos diferentes, la mayor parte de los humanos que buscan la Trascendencia auténtica, deben experimentar del siguiente modo el Camino del Mago, y el lector debe comprender que si está leyendo y entendiendo, es porque éste es su Camino, y se halla en él en este momento. Nadie puede indicar a otro en qué etapa se encuentra, ni existe competencia en este tránsito. Si acaso la hubiera, no escribiríamos este Libro, o lo escribiríamos con puras alegorías y frases enredadas, como hacen los ocultistas, para confundir creando más misterios en vez de aclararlos. La Magia no es para "elegidos" por nadie, sino para quienes quieren realmente SER, pero es condición indispensable en el Aspirante a Mago, desarrollar el Amor a la Humanidad; pues ocurre que en vez de competencia, entre los Guerreros de la Luz existe una cadena de Solidaridad, Dignidad y Lealtad.

En esta civilización, producto de un complejo juego de evolución e involución durante seiscientos millones de años, como consecuencia del Combate Cósmico, observamos una serie de etapas cíclicas en la historia, cuya fase final se encuentra, en este principio del siglo XXI, en plena manifestación. Actualmente podemos ver todos los tipos humanos, en las más diversas etapas evolutivas e involutivas, conviviendo en una mezcolanza paroxística y brutal. Pero las etapas descritas a continuación, son un resumen del proceso más o menos espontáneo -consciente o inconsciente- que hace toda persona que tiende a elevarse sobre la involución auspiciada por la demiurgia, reorientándose hacia la Vida Eterna. Este puede ser su proceso, cualquiera que sea su condición actual.

1- CAMBIO DE FASE

A) Búsqueda de Experiencias Alternativas. Ocurre cuando el individuo se da cuenta que vivimos en un mundo de engaños y mentiras, de falacias políticas y religiosas. Ahí la "ingeniería social" del esclavismo interviene aumentando y desviando las cosas, como por ejemplo la creación de la discusión sobre si la Tierra es plana o esférica, si hay o no otras criaturas que llaman arcontes o extraterrestres, absorbiendo nuestra energía, o cualquier otra cosa que pueda crear confusión y discusiones estériles. Cuando el aspirante o discípulo está "despierto" no acepta inoculaciones ni la mayor parte de la medicina del mercado, pero ello no quiere decir que ya esté realmente consciente de la realidad mundial. Sólo está empezando a darse cuenta, pero le basta para comprender que no puede quedarse cruzado de brazos ante la realidad que empieza a percibir. Algunos se desesperan y quieren huir al campo, bien lejos, lo cual puede ser una buena medida individual, pero no la solución en lo colectivo. Los realmente Trascendentes superan los miedos y la indiferencia egoísta por la cosa pública y se convierten en activistas, con más o menos aciertos en su hacer. Una parte minoritaria de éstos, se da cuenta hasta dónde llega la actividad del esclavismo y comprende que no es posible que la Humanidad sea liberada sólo con cambios políticos ni mucho menos sólo con mejoras económicas. Empieza ahí el verdadero cambio de fase, entrando en la búsqueda de lo espiritual y ello empieza por quitarse las cadenas del fanatismo impuesto por las religiones, a la par que la búsqueda de información. Aquí muchos caen el abismo de la desinformación, a veces creada por los esclavistas específicamente, otras veces aprovechando ciertas tendencias para seguir con el engaño y la distracción, como la "metafísica" de angelitos, arcángeles, oraciones y "decretos" desde el Yo Soy, cuando aún no tienen ni idea de que el Verdadero Yo Soy no puede manifestarse en un vehículo lleno de parásitos (miedos, odios y vicios). Otra parte de ese despertar, es canalizada por el esclavismo hacia fanatismo New Age, como el veganismo que sólo puede practicar sin daños menos de un diez por ciento de la población, el vegetarianismo moderado que puede practicar el 77 % de la gente (al menos en las Razas Aria y Amarilla, no hay estudio sobre la Raza Negra) y una de las mayores "tendencias" creadas para entretener a los que van despertando y volver a sumirlos en la tontería, es el extraterrestrismo, como forma alternativa del "mesianismo", que deja a la gente esperando que alguien les venga a salvar... No estoy diciendo que no haya extraterrestres ni que no nos visiten a menudo, sino que ellos "no cortan ni pinchan" en la política mundial actual, ni tienen autorización para ningún contacto masivo con esta Humanidad, al menos en esta época. En el pasado lo hubo y las cosas no siempre fueron bien. Ahora el cuadro de situación es muy diferente.

El caso es que los buscadores de la Verdadera Magia deben dejar de lado toda creencia y tamizar muy bien la información que hoy reciben a raudales por medio de las redes sociales. Cierto es que se está produciendo un cambio importantísimo en la sociedad por muchas razones, en especial porque las masas se van dando cuenta de los engaños. Los más despiertos y más conscientes empiezan a formar Asambleas, liberándose del miedo que los Estados esclavistas (corporaciones privadas que han logrado apoderarse de los países). Esta revolución ya está en marcha pero es tema de Ecologenia, no de este libro. Sólo cabe alentar a los despiertos a actuar en ese ámbito, porque no podemos esperar nada de los dormidos que ni remotamente han entrado en este primer paso de "cambio de fase", en que también nos damos cuenta que poco conseguiríamos buscando una salvación individual.

B) Destrucción de las cadenas afectivas tóxicas, especialmente paternas. Esto no quiere decir que no se honre a los padres, sobre todos aquellos que han sido ejemplares. En el caso de la Guerreros de la Luz, la liberación es completa, permaneciendo únicamente con la pareja adecuada y/o Camaradas que comparten objetivos de vida, lo que no significa renegar de los familiares, sino mantener una relación sin dependencias patológicas y sin estorbos en los planes de vida que el Combate -interno y externo- requiera desarrollar. Respecto a los hijos, son prioridad absoluta hasta su mayoría de edad y aunque ello no suele interferir con el desarrollo del Mago, es una carga que debe afrontarse. Por eso antes de tenerlos, ha de tenerse en cuenta ambas cosas: La prioridad y el tiempo que requieren.

C) Amplitud de la Conciencia Espiritual (En lo colectivo comienza a alcanzarse una "masa crítica" de Conciencia Grupal). En el primer estadio de la consciencia el individuo busca sólo su beneficio. En el segundo, el de su familia, en el tercero, su clan y grupo social, en el cuarto su Patria (las Patrias son egrégores beneficiosos en la mayoría de los casos), en el quinto, se piensa en toda la Humanidad y se trabaja por ella, en el séptimo, se está en armonía con todo el Universo y se trabaja en todos los ámbitos antes mencionados. Esta amplitud de la consciencia amorosa, permite que se experimenten con mayor claridad los sincronismos, lo cual se hace más intenso cuando luego de una intensa y profunda Catarsis emocional, se hace la Yoga Rúnica y la Magia sexual.

2- DESCUBRIMIENTO DEL COMBATE CÓSMICO

Diferenciación de: 1) Plan de los Dioses (Hombres Primordiales) 2) Plan del Demiurgo (o de su enferma descendencia) 3) Situación y alternativas del Combate Mundial que llamamos "Guerra Kamamanásica" o "Guerra en el Plano del Alma", de las cual las guerras materiales son sólo un efecto o reflejo, y muchas veces más deseable que la inacción de los pueblos esclavizados mediante la estupidización y mansedumbre. Absolutamente nadie está fuera de este cuadro de situación, aunque la mayor parte de la masa no tenga conocimiento de ello. A medida que se despierta a esta realidad, el individuo podrá elegir qué rol jugará, pero ni el más cómodo burgués ocupado en sus tareas cotidianas se encuentra fuera de la realidad. La "matrix" tan de moda actualmente, tan proclamada por la ingeniería social de los esclavistas, tan "creída" como una realidad plena tras la alegoría de la genial película con ese nombre, no es un juego ni un cúmulo de *realidades alternativas*, ni una infinidad de Universos sino una infinita variedad de estados de consciencia, casi tantos como número de individuos existen, porque cada uno percibe la realidad según su ubicación, sus yoes psicológicos, sus circunstancias individuales, sus deseos y sus metas, etc.. A mayor limpieza emocional y más conocimiento de la Metafísica, mayor comprensión y manejo de las variables que nos presenta el único Universo que existe.

3- COMPRENSIÓN DE LA ENERGÍA

a) Desarrollo del sentido de la belleza y despertar de la libido (al margen y por encima de la sexualidad instintiva).

b) Percepción de la energía por desarrollo visual, intuitivo, emocional (el cuerpo Astral reproduce las vibraciones sutiles de otros seres) y/o táctil (las vibraciones se sienten en el cuerpo de tattwas con sensaciones de frío-calor, forma, textura, etc., que el cerebro interpreta en sus valores emocionales).

c) Manejo de la Energía Psíquica (Indispensable la Yoga correspondiente a cada Raza), como la energía eléctrica infinita, que el esclavismo busca desalentar mediante infinidad de "fakes" y "demostraciones de que no funciona". Esta revolución tecnológica de la energía gratuita también hace a la Magia en lo global y está a punto de ser una de las causas fundamentales del derribo del sistema esclavista.

d) Espiritualización: Eliminación de los Yoes Psicológicos. Esta etapa del Combate Interno es especialmente dura pero resulta imprescindible y maravillosa al final. Sin ella, el individuo sólo va encontrando problemas en vez que soluciones.

4- COMBATE INTERNO Y COMPETENCIA

a) Comprensión de **Estrategias Demiúrgicas Simples**, que constan de: 1.- Simulación de Amistad, 2.- Destrucción de Autoconfianza, 3.- Identificación (crear dependencia por aparente comprensión y protección). Esto ha de evitarse con la regla de jamás entregar la propia energía a ninguna entidad, a ningún individuo. Podemos ponernos al servicio de una causa y por lo tanto seguir las indicaciones de un maestro, de un militar o lo que sea de rango mayor a nosotros, pero nunca de modo fanático y ciego. Si ejercemos obediencia será siempre con la mayor consciencia, razón y conocimiento causal. Así se entrega la energía una causa, a un propósito benéfico al colectivo, pero no a otro individuo, por más seguros que estemos de él, de sus intenciones y su ética. La Lealtad es una virtud, pero no debe entregarse ciegamente, porque sería contraria a la otra parte del dúo de virtud: La Dignidad.

b) Comprensión de las **Estrategias Demiúrgicas Complejas**, que consta de: 1) Los tres pasos anteriores; 2) Entrega de energía (psíquica, vital, material o económica); 3) Identidad por afinidad (simulación de alianza y creación de dependencia). 4) Succión de energía en cantidades mucho mayores que las invertidas en el proceso de esclavización mediante los grandes engaños políticos, económicos y religiosos. Este proceso ocurre también como secuela, a nivel individual y entre toda clase de personas, como en la psicología femenina con "Síndrome de la Gran Madre", pero también ocurre con los varones narcisistas, con el capitalismo, en que el dinero es la energía utilizada para el manejo de la masa. Los gobiernos editan papeles o ceros en ordenadores, que se convierten en la sangre de la masa mundial, en vez de serlo el trabajo individual y vocacional de cada uno. La usura y el dinero, manejado en realidad por unos pocos, es entonces el portador de desgracias y fortunas, de esperanzas y ambiciones, de momentánea felicidad y suicidio o crimen, de competencia desalmada entre individuos, en vez que la búsqueda del Bien Común, haciendo de la sociedad el cuerpo material y espiritual infectado por el Gran Vampirismo Mundial. Contrario al capitalismo, pero con la misma lacra esclavista, el comunismo en la práctica usa la idea de Bien Común como propaganda, pero una élite gobierna y pisotea los valores y libertad del individuo. No es posible transitar el camino de la Magia sin comprender la realidad política mundial y las individuales, y la relación entre ambas. El Mago no es, como suponen algunas personas, un sujeto ermitaño o anacoreta, que huye del mundo, sino que luch o trabaja para mejorarlo. Ni mucho menos un "brujo", pues la Magia verdadera no está reñida con la Espiritualidad y al mismo tiempo, con la interacción lo más armoniosa posible con todas las criaturas, ya sea en medio de la Naturaleza o en el tráfago de una gran urbe. Y no hay Ser Humano más espiritual que el Mago, practique o no alguna religión. Quien usa el conocimiento de las Leyes Naturales demiúrgicamente, es eso: un demiurgo, un "brujo", jamás un Mago. Podrá llamarse Mago Negro, pero también este calificativo es erróneo en esencia, porque en la Raza Negra hay miserables brujos y excelentes y sabios Magos. Por otra parte la "oscuridad" no es necesariamente "el mal". De hecho, el color negro es el de la Eternidad, que es un Principio Divino,

El Mago verdadero no busca poder sobre otros, sino sobre sí mismo; y la influencia y poder que alcanza, está siempre a disposición de la Divina Presencia, de su Chispa Divina, en beneficio de los demás Seres, no sólo humanos, sino de toda la Naturaleza. Cuando el Mago ha llegado a esta etapa de comprensión de las técnicas demiúrgicas, y al reconocimiento del enemigo y sus acólitos, debe fortalecer el autocontrol y repetir cuanto sea necesario la Meditación Psicológica intensamente, a fin de librarse del odio que ello puede generar en un principio, y las tentaciones que seguramente aparecerán en su camino. Es normal que de la comprensión de las tristes realidades surja odio, porque casi todas las personas del mundo han sido engañadas hasta lo indecible; pero así mismo, es fundamental eliminar ese odio debilitante, y comprender que hasta los mismos acólitos del mal, lo son por ignorancia, por no entender ni siquiera, la Ley Causa y Efecto ni ninguna otra de las Leyes Naturales.

5- CONCIENCIA ESPIRITUAL: Se desarrolla de modo paulatino, pero es preciso eliminar ese "yo místico" que tiene la mayoría de la gente y le impele a buscar por fuera, lo que hallará únicamente dentro de sí mismo.

6- COMPRENSIÓN, SOBERANÍA Y AUTOIDENTIDAD:

Desarrollo de la personalidad propia, objetivos de vida y refinamiento de la intuición. Esto se logra cuando el individuo tiene arquetipos claros, los conoce y los pone en práctica. Las mezclas raciales dificultan esto, pero aún el individuo más mezclado, si es franco en su búsqueda espiritual, puede meditar hasta definir con cual Raza se identifica más. Ello no representa un desprecio a una de las Razas, que tiene en su genética en menor medida, sino que debe elegir aquella que más le cuadra para poder definir sus arquetipos y practicar la yoga que le sea más adecuada según la mayor carga genética. La depuración psicológica permanente hará el resto, y la Magia Sexual le dará la energía bio-psíquica que necesita.

7- DESPERTAR DEL PODER o "SIDDHAS": Como he advertido antes, no se practican las Runas ni lo demás de la Magia con ese objetivo. Pero sin duda, según la misión de vida que cada uno tiene, va a desarrollar lo que necesite. Es posible que el hombre reorientado y auto-superado no venza el reloj biológico, y muera; pero reencarnará en el Paraíso Terrenal (el Walhalla), porque su Astral purificado le permitirá ingresar al interior del mundo, o -si lo prefiere- reencarnará aquí mismo para combatir contra la demiurgia, tal como lo hacemos un gran grupo de Guerreros, aunque esto suponga muchos riesgos y sufrimientos. No obstante, también genera una cantidad enorme de vivencias que se acumulan como experiencia en el Alma y servirán en el Reino Crístico (el siguiente al Humano) cualquiera sea el cuadro de situación que hallemos en él. Poco sabemos de ese Reino, como poco puede conocer un perro sobre el Reino Humano, pero muchos Ascendidos han regresado para marcar las pautas a los que movidos por el Amor a la Humanidad, trabajamos por su liberación y Trascendencia.

8- ASCENSIÓN: Es un tema demasiado largo para tratarlo en este libro, pero en síntesis, es la culminación de un proceso de evolución o re-evolución de los Mortales, encarnando algunas veces con el mismo Cuerpo Astral, aprendiendo hasta poder hacer el mismo proceso que mostraron siempre los Grandes Maestros, como Iesus el Esenio y miles de Cátaros y otros miles de samanas de la India. El fenómeno de auto-combustión que presentan con tintes de cosa macabra los reporteros de misterios y parapsicólogos, no es más que eso, la Ascensión, aunque a veces sea incompleta. El que quede un pie, una pierna o un brazo, no supone una "pérdida" para el Ascendido a ese Reino Natural. Simplemente se ha llevado la materia que le era necesaria. Los Magos que hacen el Gran Juramento suelen morir y volver a encarnar rápidamente, o permaneciendo en el Astral mucho tiempo, hasta casi agotar su energía vital en el cuerpo Astral. A veces encarnan para recuperar su energía, con todo previsto para morir antes de nacer o poco después, porque hacen más obra desde el Astral, instruyendo a otros aprendices, encarnados y desencarnados, o bien permanecen un tiempo haciendo cosas en vida como personas normales. Pero llega un momento en estos últimos casos, en que el proceso de Ascensión se hace inexorable. Para los Ascendidos, volver a tener contacto con los Humanos es algo muy difícil, pero algunos, inspirados por el Amor más profundo, lo hacen para seguir enseñando y ayudando a la evolución de la Humanidad, o bien para evitar catástrofes que pueden perjudicar a todos los Reinos del Mundo,

La palabra MAGIA viene del idioma persa, tal como la conocemos, y es origen de "magister" en latín, o sea "Maestro". En su más puro sentido doctrinario, el Mago es un Maestro que domina el conocimiento y aplicación de las Leyes Naturales Mayores (Principios Metafísicos) y la Leyes Herméticas que conforman cada Principio.

Nada tiene que ver la Magia verdadera con el ilusionismo. El verdadero Mago no busca fórmulas mágicas de potaje, poderes, espectacularidad ni dominio de nada externo, aunque mucho de eso se logra en el aprendizaje. El Verdadero Objetivo del Mago es su Propia Transformación. Es él quien por diversos caminos, tarde o temprano, resultará transmutado alquímicamente.

Eventualmente y a medida que se desarrolla de modo integral, el Mago despierta sus capacidades siempre y cuando su Alma decida que es conveniente darle a su cuerpo físico, a su Astral, o a su mente, una determinada cualidad, fuerza, energía, habilidad o conocimiento. Los errores de los Adeptos, Discípulos y Aspirantes al Círculo de Magos Guerreros de la Luz, se deben a factores causales (karmáticos) del propio estudiante, de su grupo inmediato, de su karma racial o nacional; pero el factor común de todos los errores son los desequilibrios en algún cuerpo en los tres mundos inferiores (mental, Astral y físico). El más propenso a producir errores, es el Astral o emocional. Para evitar errores en el aprendizaje, en el Combate Cósmico (externo), en el Combate Interno (que es lo más importante de la Magia), y para evitar errores en el desenvolvimiento de la vida mundana, en la enseñanza a otros, o cualquier otra forma de servicio, debe obrarse con absoluta pureza emocional y conciencia clara de las condiciones imprescindibles de la Alquimia General, y son estos Tres Aspectos Absolutamente Fundamentales:

A- Conocimiento Metafísico, Auto-observación y Meditación para la total depuración emocional, con lo cual **no** se pierden los verdaderos sentimientos, que son todos derivados del Amor, sino que se eliminan las lacras de *miedos, odios y vicios*.

B- Conocimiento y Aplicación de la Magia Sexual (Tantra Yoga o Kundalini Yoga).

C- Conocimiento y Práctica de la Yoga de cada Raza.

El Camino del Mago, armado de estas tres herramientas, se transcurre en diez pasos o reglas. No las veremos en su forma mística, sino en su modalidad aclarada, con algunas analogías para superar las adulteraciones y contrapolaciones producidas por literatura falsa en muchos libros esotéricos.

Muchas veces se despiertan poderes sin la preparación psicológica adecuada, y ello resulta perjudicial, pues si los Yoes psicológicos -los parásitos emocionales- son los que disponen de dichos poderes, lo único que se logrará será daño propio y/o ajeno. Por eso cada uno debe tratar de ajustar su proceso evolutivo. No deben temerse los desarrollos y poderes que se puedan despertar, sino combatir a los Yoes psicológicos que puedan apoderarse de ellos y desviar el Mago hacia el mal.

Como guía especial para aquellos que sienten profunda necesidad de crecimiento espiritual, veamos el Camino del Mago en términos más amplios. Los ocho pasos anteriores son más o menos espontáneos a lo largo del tiempo, es decir que son un proceso evolutivo, pero los siguientes son pasos que el aspirante a Mago dará voluntariamente acompañando y lubricando el proceso anterior, pero debe asegurarse que sean cumplidos con exactitud y en su totalidad, a fin de que su Camino sea seguro y sin perjuicios para nadie:

1.- OBJETIVOS: El Objetivo del Mago "Blanco" (aunque se vista de blanco, negro o cualquier color), es volver a la fuente original, alcanzar la inmortalidad (la Ascensión) dentro del Dios Absoluto, mediante el Servicio a la Creación, en armonía con la real finalidad de todo Ser. Dada la existencia de esta Humanidad Mortal, su objetivo es luchar contra la demiurgia, facilitando a los seres a reencaminarse en la evolución. Cuando la personalidad impide dicho objetivo; cuando el Ego (Yo humano) es atrapado en su vehículo por sus parásitos emociones y la actividad es desviada en otra dirección cualquiera (donde los Yoes psicológicos lo impulsan), en individuo se transforma psicológicamente hablando, en un "pasús", y muchos de ellos llegan a convertirse en Brujos. Generalmente viven poco, mueren jóvenes o a pocos años de iniciarse el desvío, pero dejan una estela visible de daños en todo su entorno.

Conservando el camino correcto, se hallará que en diversas condiciones, momentos y/o situaciones, se deberá actuar como Guerrero, Médico, Sacerdote, Guía u Obrero; y muchas veces se deberá ejercer gran violencia externa, o extrema resistencia en lo interno. Pero siempre debe obrarse con esta "clave mágica" llamada **COHERENCIA, es decir armonía y manifestación consecutiva entre Sentimiento, Pensamiento, Palabra y Acto**, bajo la regencia del Alma e Inspiración de Dios (o Natura, o Cosmos, o Universo, para los que prefieran unas palabras menos denostadas por falsos conceptos). No siempre será preciso que el Mago hable o manifieste su condición de Místico y Guerrero, pero es necesario que lo sea. El misticismo auténtico no es otra cosa que la memoria emocional, que jamás debe faltar: "EL OBJETIVO ES AMAR Y SERVIR A DIOS, EL ABSOLUTO CREADOR DEL UNIVERSO". Que de ningún modo es el demiurgo, tal como los ingenieros sociales del esclavismo han conseguido confundir en algunos buscadores de la Verdad, sembrando pesimismo existencial. Que ha sido acondicionada la Naturaleza en la superficie exterior del mundo para que puedan evolucionar los mortales, sí, pero no lo ha hecho el demiurgo ni sus acólitos, sino los Primordiales, hace seiscientos millones de años. Dios no ha creado la mortalidad, sino el demiurgo. Revertir eso en uno mismo y ayudar a los demás a hacerlo, es la Obra de los Magos, y ello requiere liberarse del esclavismo en todas sus formas. Pero el Mago no vive para liberar esclavos, sino para combatir el esclavismo. La liberación de cada individuo es el efecto secundario deseable, pero cada uno debe hacer su parte. Ningún mesías, Guerrero de la Luz, ni ángeles ni extraterrestres, hará el trabajo que le corresponde hacer a cada individuo.

El Primer Mandamiento de los Magos (no dado por Jehová, sino por Odín y Lúcifer): es *"Amarás y servirás al Dios Absoluto en todos los Seres y todas las cosas, y seguirás las Tres Reglas de la Doc-Trina"*. Se asemeja al sentido de la Runa Iepum o Runa Madre: *"Que el equilibrio de la Inteligencia, el Poder y el Amor en ti, te hagan digno reflejo del Dios Absoluto"*

2.- INTENCIONALIDAD: El Mago, bajo este primer mandamiento y objetivo, sólo puede tener una intención altruista, amorosa y de servicio a la Divinidad, que para poder realizarse requiere de reconocer a la Chispa Divina que mora en Si mismo, así como debe entender qué o quién es ese Dios Absoluto, al que aún el animal-hombre intuye, presiente o imagina, más allá de cualquier individualidad cósmica. O sea que la intencionalidad en cada pensamiento, palabra y obra, será siempre altruista y determinada por los impulsos de la Chispa Divina a través del Alma. Eso mismo es lo que le impele a la "Búsqueda de la Verdad". Por lo tanto ésta representa el segundo paso establecido, y dicha actitud, que le conducirá muchas veces a diversos sufrimientos, esfuerzos y fracasos (nunca tan grandes como los del "pasús"), también le llevará, tras la superación de cada sacrificio y sus secuelas, al Placer Supremo, la Alegría, la Iluminación y la Felicidad que sólo se halla en la Armonía con las Leyes Naturales. El Camino del Mago es un camino de Realización, Esplendor y Gloria totalmente opuesto al del "pasús" que vive suplicando, implorando, humillándose, sintiéndose culpable, a la vez que comete toda clase de pecado y excesos, manteniendo su inacción ante cualquier injusticia con pretextos de toda clase.

En realidad hay sólo dos alternativas totales en la vida de cualquier persona. El camino de la Involución, que comienza con la indolencia sobre sí mismo, y el Camino del Mago que es el de la Evolución. Como ya se ha dicho, el Camino del Mago no es para "elegidos" por nadie, sino para todo Ser Humano cuya intencionalidad sea evolucionar. No piense el Lector que "eso está muy lejos, para mí...", ni cosas por el estilo. Nadie que tenga la intención correcta queda fuera del Camino Mágico. Sólo se extravía quien abandona su lucha interior, porque "abandonar" significa entregarse al enemigo interior (los **Yoes psicológicos**). Este y otros libros ayudan a ello, otros lo consiguen mediante la mera experiencia, pero en el río de la Vida nadie se queda estancado mucho tiempo. Se evoluciona o se involuciona. Si el primer punto es analizar nuestro *objetivo* para cualquier cosa que digamos o hagamos, este punto ha de evitar que la *intencionalidad* esté influida por algún falso ego.

3.- VOCACIÓN: Se debe establecer un programa inalterable en el Alma: *Absoluta Vocación De Servicio*, ya que con ello cumplimos nuestro deber hacia la Divinidad en lo externo, lo que significa Servir a los Demás, aunque este servicio implique a veces, combatir el aspecto físico, mental o Astral del enemigo pleno que es el esclavista, o el circunstancial que son los "dormidos" que les obedecen. Con estos acólitos inconscientes hay que medir con gran cuidado la fuerza y los medios que vamos a emplear para defendernos, para no cometer injusticias.

4.- AUTODOMINIO: No es posible forma alguna de Magia sin un carácter firme y templado, tranquilo, activo y absolutamente sometido a la propia conciencia del Yo Verdadero. Por ello la autovigilancia debe ser constante, limpiando al Astral, transmutando sus deseos carnales en Amor desinteresado y puro. Los miedos y odios deben ser reconocidos como espejismos y destruidos; y diferenciar correctamente entre el temor psicológico y la percepción instintiva de peligro. Los odios deben transmutarse por comprensión de las causas propias y ajenas, aunque deba combatirse al enemigo según las circunstancias. El equilibrio está en combatir sin odio, sabiendo a quién y el porqué. Recordemos las palabras de Iesus el Esenio: *"Amad aún a vuestro enemigo"*. Nunca dijo que no los tuviéramos o que no los combatiésemos.

La mente debe ser aquietada, vigilada todo el tiempo, entrenada y perfeccionada, pero a su vez debe ser sometida por la conciencia del Yo Real y utilizada para dominar al Astral y pulirlo hasta convertirlo en el cuerpo de "Vraja Rojo". Sólo cuando hemos logrado esto, se puede pasar a la Alquimia Cronosófica cuya práctica es peligrosa incluso para los Magos más avanzados (por eso, ese tema, sobre el que han escrito varios Magos, recomiendo dejarlo a un lado y si es misión de vida de alguno, aparecerá el asunto en la vivencia propia, no en libros). Mientras tanto el proceso alquímico tiene lugar en el Cuerpo Físico = Tierra, Cuerpo Mental = Fuego, Cuerpo Astral = Agua, Cuerpo Vital = Aire, y Cuerpo Krístico = Éter. Será muy útil que conozcas más sobre Tantra Sexual o Kundalini, de lo que encuentras lo suficiente en el libro *"Alcanzando la Inmortalidad"* En realidad, del agua (sentimiento) surge la acción, que al pasar por el fuego (pensamiento), se evapora convirtiéndose en aire, el cual produce las reacciones en la tierra (realización o precipitación). Esta Ley se ve en la química: sin oxidación no hay reacción química posible. (aunque no sólo la produce el oxígeno)

5.- MEDITACIÓN: La Meditación Trascendental consiste en "instalar" en la personalidad los Verdaderos Aspectos del Alma pero es muy peligrosa y desastrosa, cuando no se ha hecho primeramente la Meditación Psicológica o Catarsis (más sobre esto en Catarsis Cátara), pues si aún tenemos Yoes Psicológicos, la radiación de las Esferas de Conciencia del Alma alimentará a estos parásitos, en vez que nuestros cuerpos y al Ser. Cuando se purifica el Astral (agua), el Alma (que es fuego en su expresión superior) podrá dotar al Astral de la característica de "invulnerable".

El Vraja Rojo es alquímicamente una mezcla de agua telúrica (Astral) y fuego cósmico (Alma).

El discípulo que llega a la purificación total de su Cuerpo Astral, comprenderá inmediatamente el simple proceso de "contemplación" que le permitirá instalar las Esferas de Conciencia o podríamos decir, fundirse en ellas. El síntoma que indica el momento de comenzar la Meditación Trascendental es el vacío existencial sin angustia depresiva. El *Yo Vacío* es el último Yo psicológico en eliminarse. Es la causa de los diversos tipos de depresión, porque se activa por pérdidas materiales o de seres queridos, o por el miedo a la pérdida. Pero también por miedo a la muerte y por falta de objetivos trascendentes. La mejor terapia para la persona depresiva -aparte de la meditación psicológica- es el trabajo amoroso y solidario en ayuda de otras personas, lo que le hará crecer en conciencia y experiencia, y desaparecerá tal depresión en la medida que vaya forjando objetivos de vida coincidentes con el conocimiento metafísico y la realidad inmediata. Esa realidad inmediata u "objetiva" de cada uno, por terrible que sea o aparente serlo en un momento dado, siempre presenta infinidad de motivaciones para ser útil a los demás y realizarse en la Esfera de Conciencia del Amor (lo que algunos llaman "karma-yoga", pero no hay que caer en la tontería de "haz bien sin mirar a quién..."). Igualmente, cuando se siente el Gran Vacío tras la depuración psicológica, que ya no es ni remotamente parecido al vacío por pérdidas de cosas o presencias queridas, es el momento de llenarlo con el único sentimiento que genera emociones auténticamente espirituales: el Amor Puro e Infinito hacia la Creación Absoluta y a Todos los Seres, cualquiera sea su condición, grado y orientación (evolutiva o involutiva).

Algunas personas hacen este reemplazo de las pasiones emocionales por las Esferas de Conciencia, de un modo diferente: Se trata de un reemplazo específico, en la medida que se detecta un defecto, por su contraparte en la psicología superior, pero evitando que se produzca la contrapolación, puesto que se tiene conciencia de la diferencia. Veamos algunos ejemplos, que el Lector relacionará usando las dos tablas (de Yoes psicológicos y del Yo real en las páginas siguientes): Supongamos que el Lector se siente odioso y esto le hace malhumorado. Si intenta disimularlo para si mismo y para los demás, sólo conseguirá generar un parásito más, el *Yo hipócrita*. Pero si en cambio medita sobre el Yo odioso y lo observa tanto tiempo como pueda retenerlo en la pantalla de la mente, pensando incluso en las consecuencias que tal defecto le producirá, éste se debilitará y notará el alivio en unos minutos. Posteriormente, el paso que corresponde dar es tomar la tabla de Esferas de Conciencia, y ubicar el aspecto del Alma que debiera estar en lugar del Yo odioso. Hallará -por ejemplo- que el aspecto Alegre, o el Cariñoso, o el Comprensivo, son opuestos al Yo odioso pero no son su contrapolación ni crean una nueva lacra. Las contrapolaciones están en el ámbito del mismo cuerpo Astral, pero los aspectos del Alma son manifestaciones del Yo Divino. Pero es fundamental que antes de expresar esos aspectos, se haya destruido mediante observación (meditación psicológica) el Yo odioso en todas sus formas, y que luego se observe al/los aspecto/s elegido/s, programando la mente para actuar de acuerdo a ello. Pero como se explica en Catarsis Cátara, esta forma es un tanto peligrosa, porque si no se han detectado y destruido todos los falsos egos, alguno de ellos puede conseguir nutrirse de la radiación del Alma. Por eso es recomendable instalar las Esferas de Consciencia después, de unos cuantos meses o años de intensa Catarsis, evitando así todo ese riesgo.

Si se intenta "demostrar" esos aspectos maravillosos antes de haberlos sentido profundamente, la actitud será hipócrita, pero si se los observa concentradamente, se verá que -al contrario de lo que ocurre con los Yoes psicológicos- los aspectos del Alma se asumen, en vez de eliminarse, quedando paulatinamente instalados en el cuerpo emocional. Esta actividad de autoobservación (o autovigilancia), autocontrol y meditación, debe hacerse tan permanente como respirar; tan incesante como el latido cardíaco.

La diferencia está en que éste hábito no está programado como el sistema nervioso, sino que depende de nuestra voluntad y del deseo de trascendencia, auto-superación y felicidad que tengamos. Depende de la responsabilidad que ejercitemos sobre nosotros mismos. En los primeros meses -o a lo sumo unos años- ésta tarea deberá alentarse mediante la lectura de éste y otros Libros; pero luego se formará dicho hábito en la mente, y allí el Lector se dará cuenta que se halla definitivamente reorientado hacia la Vida Eterna, porque su Alma será auténtico conductor del vehículo mundanal (físico, mental, Astral y vital), y será plenamente dueño de su destino. Aunque sufra los rigores o influencias circunstanciales externas, ya nunca perderá la Felicidad, puesto que tendrá Conciencia Divina. Los Atributos del Alma serán manifestados, alumbrando como un faro permanente su entorno y contribuyendo a la Luz en el mundo. Nada de esto requiere de creer en ángeles, ni en Arcángeles, ni de pedirles nada. Está todo -lo bueno y lo malo- dentro de nosotros mismos. Respecto a los "decretos" que hacen muchos metafísicos y les fallan, como les fallan muchos o casi todos los "trucos mágicos", es causa de la incoherencia en la personalidad. Sólo se deben hacer "pedidos" desde la personalidad mundana, no decretos. Un decreto sólo puede hacerse desde la Divinidad, y para ello la personalidad ha de ser impecable, para tener real Consciencia Divina. Además, todo lo que se pida ha de ser *"En perfecta armonía con todo el Universo"*, para que lo que se pida no sea un baldón y llegue en el momento adecuado, si es que tiene que llegar.

FALSOS EGOS Ó YOES PSICOLÓGICOS Y SU CONTRAPOLACIÓN

TESTAMENTO DE TODOS LOS TIEMPOS - RAMIRO DE GRANADA (Derechos reservados)

PSICOLOGÍA PATOLÓGICA

DEBEN ELIMINARSE POR DIFERENCIACIÓN Y OBSERVACIÓN (Meditación Psicológica)

	AMOR	VIDA	INTELIGENCIA	VERDAD	ABUNDANCIA Y SUMINISTRO	TRANSMUTACIÓN Y PERDÓN	PODER Y VOLUNTAD	ETERNIDAD
CELOSO INDIFERENTE	ENFERMO	IGNORANTE NECIO	MENTIROSO SINCERO	ENVIDIOSO MEDIOCRE	PARANOICO	IRACUNDO INDOLENTE	INSENSIBLE
ODIOSO HIPÓCRITA	DÉBIL	ESTÚPIDO	MEDIOCRE	CODICIOSO MEDIOCRE	ESQUIZOFRÉNICO PARANOICO	VIOLENTO O INTIMIDADOR MANSO	INCONCIENTE
LASCIVO PURITANO	MORTAL	DESMEMO-RIADO	TRISTE EUFÓRICO	AVARO DESPRENDIDO	OLIGOFRÉNICO PARANOICO	DÉBIL	INDOLENTE
SÁDICO MASOQUISTA	MASOQUISTA	DISTRAÍDO	SUCIO MANIÁTICO	MISERABLE	INERTE HIPERACTIVO	"POBRE DE MI"	MIEDOSO
POSESIVO DESPRENDIDO	SUICIDA	PEDANTE MODESTO	BOHEMIO MELANCÓLICO	POBRE AVARO	RENCOROSO "TIBIO"	COBARDE TEMERARIO	MORTAL
CULPABLE INESCRUPULOSO	HIPOCON-DRÍACO	CÍNICO SOLEMNE	ORGULLOSO MODESTO	ESPECULADOR	RESIGNADO	DOMINADOR	INSIGNIFI-CANTE
ABANDONADO AUTOSUFICIENTE	ESCLAVO	FANÁTICO CRÉDULO NIHILISTA	ESCLAVISTA	ESCLAVISTA	PATÉTICO	ESCLAVISTA	AISLADO
INFERIOR SUPERIOR	MIEDOSO	PRETEXTADOR INTOLERANTE	"JUSTICIERO" INDIFERENTE	ESCLAVO ESCLAVISTA	DESQUICIADO	ESCLAVO EXCLAVISTA	VACÍO
MIEDOSO CONQUISTADOR	VANIDOSO	MIEDOSO AUDAZ	MIEDOSO	MIEDOSO	MIEDOSO	MIEDOSO TEMERARIO	FRACASADO
VANIDOSO	FRACASADO	VANIDOSO HUMILDE	HIPÓCRITA SINCERO	VANIDOSO MODESTO	VANIDOSO	REPRIMIDO BRUTAL	
FRACASADO	VICIOSO AVERSIVO	FRACASADO	IGNORANTE	FRACASADO EXITISTA	CRITICADOR	INDOLENTE ANSIOSO	
PESIMISTA	MANÍAS FOBIAS	PESIMISTA	MÍSTICO	PESIMISTA	PESIMISTA	FRACASADO	
REDENTOR DESPRECIATIVO	MATERNO PATERNO	INÚTIL	SUSCEPTIBLE	"DISTANTE" O MISTERIOSO			

PROTECTOR (Falso) En realidad es ESPECULADOR / CÓMODO ESTOICO

* = SE CURA ✕ = SE CONTRAPOLA (DEBEN CURARSE AMBOS)

[ ] = DEBEN ELIMINARSE PRIORITARIAMENTE

= DEBEN ELIMINARSE (Meditación Psicológica)

PSICOLOGÍA SANA Y EVOLUTIVA (Esferas del Alma)

DEBEN INSTALARSE POR CONTEMPLACIÓN E IDENTIFICACIÓN (Meditación Trascendental)

Yo Amoroso	Yo Sano y Vital	Yo Sabio	Yo Franco	Yo Rico	Yo Comprensivo y Magnánimo	Yo Poderoso	Yo Inmortal
ROJO	VERDE	AMARILLO	BLANCO	ANARANJADO	VIOLETA	AZUL	NEGRO

ESFERAS DE CONCIENCIA: ASPECTOS DEL YO VERDADERO

Gabriel Silva y
Ramiro de Granada
Derechos Reservados

(Psicología Sana y Evolutiva del Hombre Superior)

Componen el Alma y Se Instalan en el Astral por Contemplación e Identificación ("Así Soy Yo")

AMOR	VIDA	VERDAD	INTELIGENCIA	ABUNDANCIA Y SUMINISTRO	TRANSMUTACIÓN Y PERDÓN	PODER Y VOLUNTAD	ETERNIDAD
Amoroso	Sano	Franco	Inteligente	Productor	Comprensivo	Poderoso	Inmortal
Generoso	Vital	Investigador	Sabio	Rico	Magnánimo	Fuerte	Trascendente
Respetuoso	Sanador	Conocedor	Creativo	Satisfecho	Heroico	Responsable	Libre
*Leal	Aseado	Tranquilo	Sagaz	Generoso	Optimista	*Digno	Perfectible
Altruista	Ágil	Auténtico	Alegre		Creativo	Activo	Evolucionante
Solidario	Activo	Puro	Lúcido		Armonizador	Tranquilo	Feliz
Cariñoso	Alegre	Justo	Conciente			Voluntarioso	
Fraternal		Equilibrado	Ingenioso			Influyente	
		Honesto	Prudente			Tenaz Protector *(verdadero)*	
ROJO	**VERDE**	**BLANCO**	**AMARILLO**	**NARANJA**	**VIOLETA**	**AZUL**	**NEGRO**

(Las Runas no indican secuencia alguna, sino las Esferas de Conciencia sobre las que tienen mayor influencia)

ADVERTENCIA: Intentar instalar en la personalidad estas características del Yo Verdadero, sin haber hecho previamente el proceso de Meditación Psicológica, habiendo eliminado la mayor parte de los Yoes Psicológicos, significará dar este Alimento Divino a los parásitos del Alma y fortalecerlos en vez de destruirlos. Primero reconoce y destruye a los defectos, y después las virtudes serán tu Felicidad.

6.- ESTUDIO TÉCNICO: Una vez iniciada y encaminada la Meditación psicológica con algunos resultados que indiquen una correcta línea de actividad interna, (como destrucción segura de los Yoes Psicológicos que más nos distorsionan), se debe emprender la Práctica Rúnica (o la yoga particular de su Raza) para despertar los Chakras (centros de energía del Cuerpo Vital). Pero una vez comenzada la práctica yóguica, no puede abandonarse nunca más la meditación, porque las energías mentales y Astrales removidas por la gimnasia activarán más a los Yoes psicológicos. No debe temerse ni preocupar el hecho de que éstos se manifiesten con más fuerza, pues surgen más claramente porque el sentido de las Runas les hacen retorcer, como el ajo o el cacahuete crudo a los parásitos de las tripas. Al quedar al descubierto es más fácil detectarlos con el Ojo de Mithra u Ojo de Horus (la pantalla de la consciencia en la mente) y eliminarlos. Luego, la Meditación Trascendental produce un flujo de energías etéricas, telúricas y solares muy poderosas sobre los Chakras, Nadis (líneas o meridianos magnéticos internos en el cuerpo físico) y Tattwas (líneas o meridianos magnéticos externos al físico). Estos meridianos y los vórtices (Chakras) pueden dañarse o paralizarse si no se respetan las pautas de cada yoga, o si se practica una yoga de otra Raza. Importa el equilibrio en todo: El sentido común, la autovigilancia psicológica y el juicio tranquilo.

7.- RESPIRACIÓN: La respiración técnica del Ario y del Cobrizo es espontánea, por exigencia de la Gimnasia Rúnica. En los Negros, la Danza Yoga obliga también a una espontánea respiración energizante. Para dichas Razas, la única clave es respirar siempre por la nariz mientras sea posible según la exigencia de los ejercicios. En cambio para los Indoarios y Amarillos los ejercicios de respiración son específicos, existiendo buenos libros de Hata Yoga, especialmente los de Yogui Ramacharaka. Sobre la Raza Negra cabe un comentario especial: *No tenemos completo aún el material sobre yoga para la Raza Negra y no podemos dar pistas incompletas. Los Negros pueden, sin embargo, practicar la yoga hindú o "yoga asánica", aunque con cuidado y evitando sensaciones fuertes. La yoga Amarilla o de Lamasería sería muy peligrosa para la Raza Negra, la Aria y la Cobriza, pero si deciden practicar Runas porque lo sienten en su Alma, pueden hacer las modificadas por Samael Aum Weor, a* *condición de ir despacio con las secuencias indicadas y luego de cada Runa efectuada moverse mucho, bailar libremente, hasta sentir que la energía acumulada ha sido difundida en todo el cuerpo. Para todas las Razas, la Catarsis y la magia tántrica llevan las mismas pautas."*

Habiendo pasado la etapa más peligrosa, la de purificación Astral e inicio del desarrollo yóguico (esta etapa dura desde un par de meses hasta unos años), debemos cuidarnos de la excesiva confianza en nuestra transformada personalidad. Siempre quedan "huequillos" de conocimiento, o semillas escondidas de los Yoes Psicológicos, impresiones erróneas en la memoria mental inferior, restos de emociones distorsionadas, engramas y cosas así que tarde o temprano nos hacen *"mostrar la hilacha"* ante nuestra Divina Presencia. Y estas "hilachas" son peligrosas, pues la respiración técnica y las Runas fortalecen y energizan el cuaternario inferior, imprimiendo impulsos álmicos que son muy poderosos. Esto exige una nueva etapa de Meditación Psicológica con toda severidad, porque el estado alcanzado permitiría la asociación de recuerdos askásicos negativos (de otras encarnaciones), con esos Yoes psicológicos residuales. Un recuerdo askásico puede producir nuevamente odio o miedo, o deseos carnales excesivos, en el Astral que tanto costó purificar. El Mago no debe permitir que esto ocurra porque el pasado debe superarse completamente, y es preferible volver atrás en el proceso de Meditación, repitiéndolo severamente todo, para evitar caer en una situación realmente involutiva. Con los recuerdos de anteriores encarnaciones debe tenerse mucho cuidado, pues pueden estimular semillas de vanidad, miedos, etc., que germinarán rápidamente. Si se mantiene permanente auto-vigilado (que el Mago ya hace automáticamente), estos brotes serán detectados de inmediato y destruidos con todo empeño, como la primera vez que practicó la Meditación psicológica. Mientras esto se haga, el camino mágico será firme y seguro.

8.- LA VOLUNTAD: Existen técnicas específicas para el desarrollo de la Voluntad, pero ésta es exactamente proporcional al Grado de Conciencia; por lo tanto la aplicación de una técnica de la Voluntad sin el adecuado estado de Conciencia, conduce inevitablemente a un daño o a un desvío. Cuando la vibración de los Tres Mundos inferiores (físico, mental y Astral) y la Conciencia alcanzaron un impulso hacia "arriba" (irreversiblemente entregado a la Divina Presencia), recién se encuentra el Mago en condiciones de recibir las Claves del Poder, las Palabras Sagradas, el Máximo Secreto del Verbo Creador; que *no se recibe de afuera*, sino que aunque se enseñe un mantram o mil mantrams, carecerán de valor, por que el Verdadero Mantram de Poder proviene del Interior, del Yo Divino de cada uno. Ningún Maestro externo puede dar al Discípulo la Palabra Sagrada. Cada uno la recibe de su propia Divinidad cuando ha completado el proceso correctamente. Si bien no tiene mucho sentido otorgarse grados, como ocurre en las Ordenes Esotéricas infiltradas por elementos demiúrgicos, cada uno debe darse cuenta cuando es su momento de actuar como Maestro y cuando como Discípulo. Es decir que la Conciencia tiene diferente grado o jerarquía en cada persona en un momento determinado, pero nadie puede asignar ese grado, sino uno mismo. En las Ordenes Templarias no infiltradas, por ejemplo, se dan grados que sólo tienen efecto funcional, como en cualquier ejército, pero no es más que para fines administrativos, de organizar labores y cosas así. Un Gran Maestre, aunque pueda actuar como consejero y director o presidente de una Orden, no puede ni debe tener sobre los demás una autoridad especial. Los Líderes de verdad suelen ser Magos, que viven para servir a todos, no para servirse de los otros en ningún sentido (ni económico, ni psíquico ni energético). Es importante que los Lectores sepan cuándo es su momento de aprender, y cuándo es el momento de enseñar. Pero nunca un Maestro externo debe tener más influencia en uno mismo que la propia Conciencia. El Maestro sólo da conocimientos que el Discípulo debe tomar, juzgar, analizar, seleccionar e incorporar (o no) a su patrimonio intelectual, sin dogma ni fanatismo. Nadie hallará jamás al Máximo Maestro fuera de sí mismo. Un verdadero sacerdote no es más que un consejero, un amigo, un médico de la psicología o del Alma, sólo un bastón para ayudar o un cartel en un Camino que ha transitado antes. Pero los que hacen que sus alumnos dependan emocional o intelectualmente de él son charlatanes que no han entendido que ni este libro ni toda la Sabiduría del Mundo puede tener más peso en las decisiones, que la propia Consciencia Divina de cada uno.

Tampoco debe el discípulo confiar en un Maestro por sus milagros o realizaciones espectaculares, sino por lo ejemplar de su conducta ética. Y aún así, otro Ser puede cometer errores y equivocarse. Jesús, Buda (y más recientemente Sai Baba al que tampoco pudieron crucificar pero calumniaron a más no poder) han hecho muchos milagros, pero han explicado hasta el cansancio que "*...estas obras que hago, vosotros también las haréis, y más grandes aún las haréis*". Así mismo, muchos falsos Maestros hacen milagros (cuando no fraudes ilusionistas), pero no enseñan a ser mejor persona, que es el milagro más importante, y eso depende en parte, de una buena enseñanza, pero principalmente de nuestra propia Voluntad. Los que no son buenas personas y alcanzan conocimientos como para hacer algunos milagrillos impresionantes, se harán brujos, y tarde o temprano perderán sus poderes y mucho más.

9.- KUNDALINI: El Mago recibirá el conocimiento de la Yoga Sexual, ya sea mediante este Libro o por otros libros o Guías, pero cada uno debe decidir el momento de comenzar su trabajo alquímico sexual. Si bien cuanto antes empiece, tanto mejor; jamás debe comenzar antes de lograr resultados con la Meditación Psicológica, y haber alcanzado la claridad con respecto a los tres primeros pasos de esta serie: Objetivo, Intencionalidad y Vocación. De lo contrario, como digo desde niño: "*El que no sabe a dónde va, no llega a ninguna parte*". Con estos puntos en claro, la transmutación de la personalidad tendrá un rumbo correcto. Si el Mago sigue el Sendero del Célibe, el proceso será más lento, pero no más seguro, pues la soledad es muy difícil de superar y genera un hábito de intolerancia hacia la presencia o acciones de otras personas, que llamo "*Síndrome del Anacoreta*". A veces es un miedo o un Yo intolerante. Otras veces no se trata de un Yo psicológico que se haya formado, sino un sufrimiento psicológico innecesario. Aunque es preferible que el Mago esté solo y no mal acompañado. En algunos casos, una pareja que acompaña con respeto, aunque no sea su "Alma gemela", ayudará a continuar el proceso, a la vez que aprende con ello. Pero en cualquier caso, la pareja debe tener los mismos objetivos y de lo contrario, es mejor no tenerla.

10.- ASCENSIÓN: Este es el paso final, al igual que el octavo paso del proceso anteriormente explicado, pero en la mayoría de los casos hay un factor volitivo. Es decir que como he dicho, muchos la evitan para seguir combatiendo contra la esclavitud, en otros casos se tiene la *voluntad* de Ascender. Es la Suprema Experiencia, la Liberación Total, que no es la muerte, sino la transformación en el Kristos. Aquí el Mago se transforma en "*Hombre Inmortal, más excelso que los ángeles*", pues pasa a un Reino Natural más evolucionado incluso que el de los Homo Primigenius, pero además, con una carga mayor de Dharma (experiencia en el Alma). Los Primordiales alcanzan el Reino Krístico de modo espontáneo, naturalmente y sin esfuerzo alguno. Pero entre los Homo mortalis no hay tal Mago ni tal Ascensión sin la correcta práctica del Gran Arcano del Equilibrio: Meditación permanente, Magia Yóguica y Magia Tántrica Kundalini.

ALGUNAS ACLARACIONES:

Existe una discusión entre los teóricos que leen o escriben sin practicar, referente al Camino del Mago, al Camino del Guerrero y al Camino del Santo. Aclaremos:

Tanto el Santo como el Guerrero transitan el Camino del Mago, pues la Magia es la Maestría que ambos necesitan para realizarse. Ambos son "roles de combate" y son necesarios en el mundo. Veamos cada uno:

El Camino del Guerrero: Mientras busca su liberación, lucha por la liberación de los demás, para lo cual debe tener su conciencia es estado de Equilibrio y sobre todo, tener en cuenta que nadie libera realmente a nadie. El que combate el esclavismo ayuda a que los demás *se liberen a sí mismos*.

El Camino del Santo: Sólo busca su propia liberación mediante el ascetismo, la purificación interior y la permanencia en Samadhi, que consiste en mantener el mayor tiempo posible la Conciencia en estado de Iluminación o contacto con el Absoluto. Pero muchas veces, el que va por este camino será sacudido por la realidad del entorno y no es fácil mantener la santidad en un medio hostil. Si bien ambos pertenecen al Camino del Mago, El Camino del Guerrero es más completo y más largo. Requiere de una relación sexual mágica y tiene mayores ventajas pero también mayores peligros. Cuando un aspirante quiere saber cuál es el camino que le conviene, lo que debe hacer primeramente, es una purificación a fondo de su psicología. Ello será siempre lo más prioritario en la vida del Hombre mortal; (incluso mucho más importante que llegar a comprender la Tábula Máxima Hiperbórea de Los Ocho Kybaliones), pues además de asegurarse una orientación evolutiva y eliminar el sufrimiento, llegará el momento en que surgirá espontáneamente con toda claridad en su mente cuál es su función o participación en el Plan Divino, de acuerdo a su situación Karmática y al Dharma acumulado*. Tomará entonces el Camino del Guerrero o el Camino del Santo con absoluta conciencia y felicidad interior. El Guerrero debe ser interiormente Santo, y el Santo que ha comprendido la realidad, debe ser interiormente Guerrero.

(*) El Dharma no es lo contrario al Karma como creen muchos teóricos. Hay Karma negativo y positivo (bueno o malo), pero el Dharma es la experiencia acumulada en el Alma. Y también puede ser bueno, como el de la gran mayoría de los Seres, incluso los esclavos y dormidos, pero negativo en el caso de los esclavistas que persisten en su atrofia espiritual durante algunas encarnaciones. Este Dharma negativo es lo que hace que esas Almas se pierdan en el Avitchi que físicamente es la última capa de la magnetosfera terrestre. Allí las Almas podridas son destruidas por la interacción de las magnetosferas de otros planetas y la actividad solar. Es aquel del que hablaron los Grandes Maestros y Iesus decía, según la Biblia Aramea: *"Allí se pierden los esclavistas y viene el crujir de dientes, pero de ahí no hay regreso ni perdón. Es la tercera y última muerte"* (la primera es del físico y la segunda del Astral)

El Guerrero es muy necesario cuando en un lugar del Universo surge una actividad demiúrgica -como ocurre en nuestro Planeta-, que es toda o cualquier forma de esclavitud. Pero el Santo no es tan pasivo como parece, pues de acuerdo a las causas y efectos producidos en su entorno, el Santo puede tener que actuar como Guerrero, aunque su función prioritaria es elevar vibracionalmente el entorno (cosa que hace con su sola presencia), y enseñar a otros el Doble Camino, para que cada uno pueda elegir el suyo. Es decir que tanto Santos como Guerreros, pueden tener que actuar como Maestros y deben respetar la Vocación por un Camino u otro en sus alumnos.

O sea que las funciones más comunes en los Santos son: Maestro, Obrero, Médico, Constructor y Artista. El Guerrero suele ser Constructor, Artista, Guía Político, Explorador y Soldado. Pero cualquiera de los dos debe ejercer la función que sea necesaria según las situaciones planteadas en el Combate Cósmico abierto por la actividad Demiúrgica. Por ejemplo, no puede ser Médico un Santo que no pueda ser Guerrero. Como bien decía la Gran Maestra Helena P. Blavatsky *"Sólo la mano capaz de empuñar la espada puede imponerse y curar"*.

Ambos Caminos requieren mucho esfuerzo y equilibrio para no perder el sentido común. Todos estos conocimientos deben ser primeramente entendidos con claridad, sin prisa y sin pausa, leyendo cuantas veces sea necesario. Con más cuidado aún debe tomarse Los Ocho Kybaliones, que permiten entender a la Divinidad con el intelecto, así como éste y el Catarsis Cátara inducen a conocerle "por dentro", para no sobre-exigir al cerebro y a la mente a comprender cosas que siendo simples, resultan muy complejas para el intelecto acostumbrado a la ignorancia, programaciones y confusión del mundo actual. Aunque algunas de estas cosas han sido muy bien explicadas también en Los Ocho Kybaliones (es el mismo Libro Tercero de La Biblia III pero ampliado y mejorado), no urge a nadie aprenderlo todo ya, pero sí urge aprender una sola cosa cada día, y hacer una obra de Amor cada día (aunque sea enviándolo mentalmente), sin que pase ninguno inútilmente. Algunos Santos o Guerreros, simplemente personas como el Lector/a, se han preparado (o se preparan) para ser mejores personas, y esto puede necesitar años. En tal caso, el vivir preparándose para servir al Absoluto y a la Creación, posiblemente no consistirá en hacer una obra visible cada día, sino una intensa meditación, pero será igualmente importante, porque en el futuro no le faltarán oportunidades de manifestar los mejores frutos que un Ser Humano puede dar. Tales frutos no surgen de los genios, sino de los Magos, sean Santos o Guerreros.

Mientras el intelecto se va ampliando, la parte que se haya captado y practicado, y la Intencionalidad Amorosa hacia todos los Seres, es suficiente para orientar al Ego hacia la Felicidad y la Inmortalidad. Hay que entender que la muerte es sólo la lamentable interrupción de un proceso natural, el detenimiento de un ritmo por causa de las adulteraciones genéticas hechas por el demiurgo bíblico. Pero que cuando estamos orientados hacia Dios, la Vida Eterna está asegurada. Por ello el Mago (sea Guerrero o Santo), tiene una religiosidad mucho más profunda que el que se cree religioso cómodamente sin amar ni pensar lo suficiente; y ningún aspirante a Mago ha de temer a la muerte. Ninguno la busque, sino que trate de evitarla mediante la Doctrina, pero que no le tema. Y si el combate le lleva a arriesgar la vida, hágalo con Valor y Amor Profundo. Los ritmos del Alma se perfeccionan más con el Amor aplicado que con la comprensión intelectual apresurada.

Buscad comprender el Universo, pero no olvidéis que lo más importante es Amar a todos los Seres que comparten nuestras vidas y situaciones. A medida que el Amor se ejerce, la experiencia supera a toda teoría. El Mago no es un delirante que vive perdido en la inmensidad del Infinito, sino que lo sondea esporádicamente para comprender a Dios; pero es feliz porque es un simple Hombre que Ama de Verdad. No busca ninguna gloria personal, sino que se eleva sobre sí mismo, y rompe sus limitaciones para servir más y mejor a quienes deseen ser ayudados.

Tampoco busca el Mago "salvar" a los indolentes. No debe perder el tiempo con ellos mientras que hay mucha gente buscando francamente el Conocimiento. Ningún redentor carga cruces ajenas (ese concepto también es obra del esclavista, que en el año 820, de la mano del Papa Pascual I°, inventó la historieta de la crucifixión de Cristo). Los Magos deben estar dispuestos a morir o matar combatiendo el esclavismo, pero no por los que sufren y esperan cómodamente que otro sienta, piense y sufra por ellos. El Mago es el hombre más espiritual que existe, pues está dispuesto a matar o morir, si es necesario absolutamente. No por lo que cree, sino por lo que conoce.

El Hombre "Dormido" puede evolucionar en Hombre Instruido

El Hombre Instruido puede optar por una de estas actitudes:

1) Acción Demiúrgica: Brujos, materialistas, hombre desviado (camino corrupto) hombre involucionado en reencarnaciones sucesivas resultando paulatinamente en Pithecantropus, simios, etc., o eliminados en el "Avitchi")

2) Hombre Reorientado; el cual se transforma en Guerrero o Santo. Soldados, Obreros, Artistas y Artesanos Médicos, y Maestros. Eventualmente funciones de Santo o de Guerrero.

Si mantiene su equilibrio y combina su carácter como Santo-Guerrero, evolucionará hasta ser uno más entre los Dioses u Hombres Primigenios o eventualmente podrá acortar camino mediante el proceso de Ascensión al Reino Krístico y de allí continuar la maravillosa evolución hacia otros Reinos de Natura.

RUNAS: LA TEORÍA FUNDAMENTAL

Pasar a la práctica sin tener claras todas las pautas teóricas, es bastante peligroso, como en toda acción que tiene efectos reales. Pero también cabe advertir -en especial para los meros curiosos- lo que me enseñaron de muy pequeño: *"La práctica sin teoría es tuerta... Pero la teoría sin práctica, totalmente ciega"*. Por ello recomiendo a los practicantes NO pasar a la práctica efectiva sin haber releído todo lo necesario hasta tener muy profunda comprensión de los factores teóricos, que en este libro exponemos en mayor profundidad que en otros escritos y los libros compartidos con Ramiro de Granada.

Para ser médico, necesitas estudiar siete años de teoría y diez años en la práctica. Para ser Mago auténtico sólo necesitas entre dos y tres años de teoría (aunque pases a la práctica a poco de empezar), a condición de dedicar toda tu vida, sin descuidar tus asuntos mundanos. Si la quieres más fácil, quédate con la televisión y no busques nada más. Los que buscan fórmulas mágicas caseras y para hacer cositas en dos minutos, están equivocados. La Magia no es una mera técnica que cualquiera puede aplicar, ni se debe confundir con el "ilusionismo", que aunque muy respetable como espectáculo (incluso didáctico si el ilusionista también es Mago de verdad) no tiene nada que ver con la Magia propiamente dicha. Pretender aprovechar una fórmula mágica y aplicarla tal como lo indican muchos libros que no pasan de ser meras "brujerías", es como operar las tripas sin ser médico, pero el problema es que aunque se haga sobre otros, el que resulta más dañado es el propio operador. Así que estudia estas páginas con mucha atención y llegarás a ser Mago, no mero aprendiz de brujo.

DISCAPACITADOS:

Ciegos, sordos, sordomudos y personas con cualquier otro problema funcional similar, pueden hacer runas. Incluso personas en silla de rueda las practican, cada uno de acuerdo a sus posibilidades. Aunque los mudos no hagan físicamente el mantram correspondiente, es importante que hagan el resto. Si no son sordos, podrán hacer el mantram mentalmente. Alguien en silla de ruedas no podrá hacer la postura completa, pero puede hacer una parte, o también las "mudras", que se hacen con las manos y tienen a veces, casi el mismo poder que haciéndolas con todo el cuerpo, dependiendo del grado de concentración que se logre. No tocamos aquí los mudras porque son más peligrosos de mal uso. También son muy convenientes para enfermos de toda dolencia, incluido el cáncer, puesto que obligan a una depuración emocional y fisiológica.

Lamentablemente, no son en absoluto aconsejables para personas con problemas mentales severos, drogadictos, gente muy medicada, enfermos cardíacos graves. Los cardíacos que normalmente pueden correr y hacer otros ejercicios intensos, pueden hacer runas con cuidado, especialmente si cuentan con asistencia médica que controle los efectos. No tenemos ningún reporte de cardíacos que hayan tenido problemas, pero es mejor la precaución. Personas con síndrome de Down pueden hacerlas si acaso tienen recurso mental para hacer el proceso Catártico y un intelecto que les permita comprender todo esto.

Los epilépticos pueden hacer las posiciones y pensar en el sentido, sin hacer los mantrams. Aunque existen sólo dos casos de epilépticos (varones ambos) como referencia, han logrado con la práctica disminuir los ataques, obteniendo un mayor control sobre sus crisis, llegando incluso a evitar la pérdida de consciencia. No sabemos si como producto de la gimnasia rúnica, si como producto de la catarsis psicológica, o por una combinación de ambas. Personas medicadas pero no en exceso, por diferentes enfermedades crónicas, han tenido buenos resultados, aunque se recomienda mucha prudencia, es decir extremo respeto de las pautas siguientes, y avance sin miedo, pero muy progresivo de los ejercicios. En cualquier caso de enfermedad aguda, se recomienda esperar a la recuperación antes de iniciarse con los ejercicios. En cuanto a salud en general, recomendamos el uso de pirámides bien fabricadas, uso controlado de Dióxido de Cloro, antiparásitos naturales como el cacahuete crudo, el ajo, el cilantro, ingesta diaria de medio vaso de agua de mar, etc.

Los mestizos también pueden hacer runas modificadas por Samael Aum Weor, pero les conviene estudiar muy bien todas estas pautas, que igual les son necesarias.

PERSONAS SANAS: Simplemente, abstenerse de hacer tonterías y respetar estas pautas.

Aquí va un poco de teoría -lo suficiente- pero es cuestión de pasar a la práctica en cuanto hayan entendido las cosas y después de una previa depuración emocional. Las runas no son objetos adivinatorios, aunque las distorsiones culturales y los entuertos pseudo-esotéricos del mercado las pretendan utilizar así. Son las primeras letras de la humanidad mortal, dadas por los Hombres Primigenios (dioses), para que conserven con ellas una importante serie de Conocimientos Trascendentales.

EFECTOS: Su práctica activa los centros nerviosos y glándulas atrofiadas o semi-atrofiadas en la humanidad mortal. Hay casos de recuperación del timo a edad muy adulta y con ello algunos centímetros de crecimiento. Excepcionales, pero se han producido. Ayudan en la conservación de la salud y despiertan los centros de consciencia, fortaleciendo además, el cuerpo Astral. Producen también una movilización de la energía magnética del cerebro, mejorando notablemente las funciones mentales.

Significan un pensamiento, una clave de actitud mental o psicológica para poder trascender y escapar a la mortalidad, ya sea biológica -para quienes tengan mayor pureza racial- o Astral (para casi todas las personas que las practiquen unos años, a la par del Tantra sexual y la meditación catártica). "Catarsis" significa "purificación" o "transformación purificadora". Toda cosa que entrañe "adivinación" es inútil. Si fuera posible adivinar por medio del azar... ¿Porqué los "adivinos" no aciertan a acomodar sus vidas, salvo algunos que la usan estafando a la gente ignorante, pero que finalmente no ayudan a nadie?. Hay buenos psicómetras que al mínimo contacto con una persona pueden "leer" todo su pasado, lo cual sorprende al cliente, quien mal supone que si sabe su pasado, también sabrá su futuro. Allí está el error del cliente, y el abuso del "adivino". Puede perfectamente deducir lo que ocurrirá a su cliente si no cambia las causas generadas. Pero generalmente no le dice cual es la actitud correcta para evitar daños, sino que le dice "lo que le ocurrirá". A la persona le ocurre aquello que, además, ha sido dicho y mentalmente reforzado por el adivino. Ello hace que la persona -incapaz de comprender el error en que ha caído- vuelva al adivino que todo lo acierta, llevando incluso a sus amistades. Así es el tema de la adivinación, básicamente. PERO no confundir con los verdaderos clarividentes, que no necesitan ningún instrumento. Los psicómetras, clarividentes y otros psíquicos por el estilo, no necesitan cartas, ni runas, ni mandalas, ni ningún elemento para usar su capacidad, si son realmente psíquicos. Si tienen ética, ven el panorama y sus detalles y le dicen a la gente el camino para salir de sus problemas. Los ignorantes y los estafadores necesitan esas cosas para mantenerse en el error. Pero el practicante de las Runas las hace para aprender a hacer su propio destino, diseñar y crear su futuro, usando su Amor, su Inteligencia y su Voluntad, que son la auténtica Santísima Trinidad.

Hay quienes se sienten "ridículos" al comenzar a practicarlas, pero dado que no se trata de "rituales" burdos, sino de ejercicios que producen efectos fisiológicos y psicológicos, pronto pasará esa sensación de ridiculez producida por yoes psicológicos como el vanidoso, el "yo me las sé todas...".

Antes de pasar al tema de lleno, recomendamos conocer todo lo posible sobre El Camino del Mago de los Capítulos anteriores, porque la práctica sin el conocimiento real de la Magia, puede derivar en daños para el practicante y para su entorno.

La Magia Rúnica

AUTÉNTICOS SÍMBOLOS PRIMORDIALES.

Estas claves gimnásticas fueron enseñadas por Lucifer a Wotan, cuando éste era aún un niño, para despertarlo del letargo mental producido por permanecer "nueve días pendiendo del árbol Yr-Min-Sul" (nueve lunas en proceso de gestación. Yr-Min-Sul representa a la genética, a la mujer, y al madero en que Wotan se colgó para morir como Primigenio y nacer como mortal. Se traduce como "*caída a la tierra del sufrimiento*"). No confundir con "Igg Drassil", que en el lenguaje primigenio significa "*el primer Ser que siente*". Wotan, siendo un voluntario solicitado por Odín para encarnar entre las filas demiúrgicas, debía ser ayudado luego de encarnar. Lucifer, con su cuerpo de "Vraja Rojo" se presentó a Wotan recordándole quién era y cuál era su misión. Esto no es una "leyenda", sino un **Hecho Histórico**, ocurrido en el bosque de una tierra ya sumergida, cercana al Polo Norte. Los Arios y otras Razas conmemoramos aquellos primeros actos de heroísmo que conoció la humanidad, con el tradicional Santa Clauss, que "entra por la chimenea" del Mundo (el Hueco Polar Norte), para entregar los "regalitos" a los niños, bajo el árbol Igg-Drassil o encina sagrada. Su ropaje rojo representa el cuerpo Astral super-poderoso de un Ser a punto de hacer su Ascensión Krística, a la cual renuncia, en un acto de sublime A-mor, para luchar contra el demiurgo que aprisiona almas en cuerpos degenerados y débiles. Esta maravillosa historia, auténtica y ejemplar, fue tergiversada por el pseudo-cristianismo, que presenta a Lucifer como Satanás, cuando es nada menos que su primer rival. La desvirtuación fue paulatina y requirió miles de libros (las primeras novelas) para ensuciar las mentes y hacerlas temerosas de un supuesto infierno adentro del mundo, donde en realidad está el Paraíso Terrenal. El paso siguiente fue la reversión de la imagen de Jesús. Aquel Guerrero Luciferino, iniciado en la India y en las Escuelas Arcanas Griegas y Egipcias, que fuera especialmente protegido del Imperio Romano (como todos los esenios, que nada tenían que ver con los judíos), fue Maestro de Guerreros y realizó su "Transfiguración" Alquímica, aunque más fácil que para cualquiera porque su genética era mitad Primordial. La "virgen María" tenía ya seis hijos y Iesus fue el séptimo, pero engendrado mediante inseminación artificial con esperma de un Primordial (como muchos de los Grandes Maestros que recuerda la Historia) La verdadera Transfiguración ocurre paulatinamente en quienes hacen Yoga sexual correctamente, yoga y meditación, pues todos sus rasgos se perfeccionan, en lo físico como en lo psicológico, y una Segunda Transfiguración ocurre al producirse la Ascensión, pues todo el cuerpo se transforma en Luz, para Ascender al Reino Krístico. Pero los Arquetipos fueron adulterados con toda clase de tretas y arquetipos opuestos. Por ejemplo: sobre la Runa ODIL, se inventó un acróstico sobre su apariencia de pescado y su nombre en latín (ICTIUS), degenerando en una idea de "ungido salvador", extrapolando la conciencia del hombre, llevándolo a la ingenuidad de esperar su salvación de un dios externo, agrandando su propia indolencia e irresponsabilidad.

Las Runas fueron los primeros símbolos fonéticos, o sea las primeras letras que conoció la humanidad, permitiendo recordar permanentemente el modo de liberarse de las limitaciones demiúrgicas. Así, tras su constante utilización, se convirtieron en Arquetipos Álmicos del subconsciente colectivo, los que actúan liberando al Ego de los arquetipos esclavistas del demiurgo. En este Combate Cósmico se han conocido tantas clases de armas que no es posible enumerarlas, pero las más poderosas para los Guerreros de la Luz, son las Runas Arias, con sus adaptaciones para la Raza Cobriza, la Gimnasia Tibetana Amarilla, la Yoga Indoaria y la Danza Yoga de los Negros. Estas formas de gimnasia despiertan los Chakras vitales y fortalecen todo el vehículo del Ser, pero son peligrosas o innocuas para otra Raza que no sea la que corresponde. La mestización dificulta la selección de la forma adecuada y la difusión cultural de una forma de Yoga en una sociedad de otra Raza es desastrosa. Por ejemplo: La Yoga Indoaria y la Tibetana traídas a América no sólo no sirvieron -a pesar de la buena voluntad de los Maestros- sino que causó daños y retardos en todas las personas de Raza Aria y poco beneficio en los indoarios, por incompletitud, ya que no hay ninguna Yoga realmente completa sin Magia Sexual.

Para buena parte de los Árabes africanos, que son muy parecidos a los Indoarios, puede resultar apropiada la yoga asánica o la rúnica, o una combinación de ambas, pero se recomienda comenzar con cuidado a experimentar con la rúnica, respetando las pautas, más severamente que en las otras Razas.

El ejercicio rúnico debe transformarse en una parte de la disciplina diaria tanto para la mujer como para el varón, y los días en que no sea posible hacerlas, deberán tomarse ese mismo tiempo para dibujarlas, escribir con ellas, de modo que como arquetipos que son, vayan instalándose en la psicología, fortificando el cuerpo de la Voluntad (físico) el mental y el Astral. Veamos las Runas y su significado arquetípico:

AR = "CUSTODIA EL FUEGO ETERNO"
Letra A: Se refiere a la energía Kundalini. Impulsa el Kundalini y le impide caer cuando se está cerca del orgasmo. Puede hacerse normalmente en las secuencias cotidianas pero tiene gran utilidad cuando se ha llegado demasiado cerca de la pérdida que representa el orgasmo "hacia abajo". Esta Runa es útil a todas las Razas, aunque los Negros e Indoarios obtienen mayor provecho si mantienen sus manos juntas sobre la cabeza, lo más alto posible.

BAR = "TU VIDA ESTÁ EN MANOS DE DIOS; CONFÍA EN EL DIOS QUE ESTÁ DENTRO DE TI" (Se refiere a la Divina Presencia en cada uno)

Letra B: Produce corrientes sincrónicas en todo el cuerpo vital, facilitando la irradiación (expulsión) de toda "larva Astral" (yoes psicológicos en formación). A su vez, debilita a los yoes psicológicos persistentes y contribuye a la instalación de las Esferas de Conciencia, debido a que acelera y sutiliza las corrientes del cuerpo Astral. Hace que el conjunto de Tattwas y Nadis excrete los residuos que el Astral y el Vital no pueden transmutar.

KHAUN = "TU SANGRE ES TU TESORO MÁS PRECIADO"

Letras C y K: Se refiere a los valores genéticos que los mestizajes deterioran.

Su práctica permite al cuerpo Astral recuperar algunos caracteres genéticos ancestrales desde la memoria del Alma. Cuando la mezcla racial del individuo no es extrema, suelen manifestarse en unos años, en el cuerpo físico. No es característica exclusiva de esta Runa, pero es una de las más habituales con la que ocurre. Si esto no se produce, igual funciona y contribuye a la reorientación espiritual y facilita la integración de las demás Runas en el Cuerpo Mental.

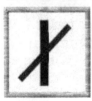

THOR = "PRESERVA TU YO"

Letras D y P: Genera estática útil al cuerpo mental. Ayuda a equilibrar los conceptos de Lealtad y Dignidad en lo mental y en lo emocional, facilita la comprensión de situaciones objetivas y el uso controlado de la agresividad.

EHE = "EL MATRIMONIO MÁGICO ES LA RAÍZ MÁS PROFUNDA DE LOS ARIOS HIPERBÓREOS"

Letra E: Sus explicaciones están dadas en la Runa NOTH, ya que conviene *hacerse juntas y como final de una secuencia cualquiera, pero cabe agregar que la doble EHE (EE) tiene un valor específico como arquetipo. Se puede hacer sólo con ambos brazos y con un brazo y una pierna, es decir como la AR, con el brazo derecho estirado cuando se estira lateralmente la pierna izquierda, y viceversa (pero con el mantram EHE); Pero ese ejercicio no es recomendable antes de haber practicado muchos meses con todas las Runas. Al principio conviene hacerla sólo con ambos brazos.*

FA = "ENGENDRA TU PROPIA SUERTE Y LA TENDRÁS" (Mediante la coherencia entre Sentimiento >> Pensamiento >> Palabra >> Acto). **Letra F:** *La incoherencia entre estos factores produce la mayor parte de los desastres en la vida. Los que tienen éxito en el mal - aunque momentáneo-, igual logran objetivos mediante coherencia. Lógicamente que luego la pierden por karma involutivo o entropía, y viene la "mala suerte". Quien vive en armonía con las Leyes y actúa coherentemente, tendrá por lógica una "suerte" cada vez mejor. Pero en cualquier caso debe entenderse "suerte" como "situación de vida", y no como producto del azar. La Runa FA correctamente hecha fortalece los mentalismos, sean buenos o malos. Por ello debe tenerse un permanente autocontrol mental y emocional al momento de iniciarse en la práctica rúnica. En principio no es conveniente usarla en forma directa con los mentalismos, es decir "<u>pensando además del concepto y el símbolo, en aquello que se quiere lograr</u>", sino olvidarse por el momento de ello y dejar que la FA se establezca en los Cuerpos Mental, Astral y Vital. Luego de muchos meses o incluso años, cuando la mente se acostumbra a retener de modo automático en el consciente todas las cosas (la postura correcta, mantram, símbolo y significado) entonces será el momento de agregar al conjunto ese pensamiento en lo que se desea lograr, pero sin*

detrimento de los otro cuatro componentes del ejercicio.

GIBUR = "SÉ UN DIOS"
Letra G: Hace trabajar armónicamente el cuerpo Vital, movilizando los arquetipos rúnicos y las Esferas de Conciencia del Alma hacia el cuerpo Astral, con más intensidad que cualquier otra. Influye en el orden magnético más alto del Astral produciendo "calor en el agua", es decir, acelerando la actividad atómica del cuerpo Astral. No debe hacerse sin comprender claramente qué es "ser un dios". Es decir que primeramente debe meditarse sobre cómo es la psicología de los inmortales, así como el hecho de que somos Dios, un fractal manifestado del Todo. Su realización de una a tres veces por semana, durante unos años, asegura la supervivencia en Astral, evitando el Devachán, es decir que facilita encarnar con el mismo Cuerpo Astral, en el caso de no Ascender al Reino Krístico.

HAGAL = "PROTEGE EL CENTRO DEL MUNDO DENTRO DE TI MISMO Y SERÁS EL SEÑOR DEL UNIVERSO"
Letra H: Esta letra es "muda" porque la Hagal no tiene mantram. El movimiento vivo y armónico de Hagal moviliza las "cuadraturas magnéticas" del cuerpo de Tattwas, lo cual se refleja luego en el Cuerpo de Nadis y con la consecuente armonización de todos los Chakras. Estas cuadraturas son virtuales, pero se llaman así porque los tattwas (aunque formando un ovoide) tienen un orden matemático y una distribución tal, que si se inscriben en un cubo se ordenan como esfera perfecta, aumentando su poder, protegiendo a los demás cuerpos magnéticos (Mental y Astral).

IS = "DOMÍNATE A TI MISMO Y ASÍ CONTROLARÁS LOS PODERES DEL

ENEMIGO" Letra I: Hace circular la energía eléctrica y magnética de todos los cuerpos (físico, Mental, Astral y Vital) en forma ordenada vertical. Reordena la energía interna equilibrando el funcionamiento de los Chakras, igualando sus velocidades de rotación. Se capta substancia magnética de la Tierra reforzando los tattwas y paralizando o destruyendo parcialmente a algunos yoes psicológicos del Astral, como el iracundo, el celoso, el ansioso y otros de las familias de los miedos y los odios. No trabaja contra los vicios directamente, pero sí sobre los factores mentales de los mismos.

IEPUM = "QUE EL EQUILIBRIO DE LA INTELIGENCIA, EL PODER Y EL AMOR EN TI, TE HAGAN DIGNO REFLEJO DEL DIOS ABSOLUTO"

Letra J: Esta Runa debe hacerse sólo una vez, al terminar una secuencia cotidiana. Lo ideal es hacerla una o dos veces por semana. No hacer cuando se hacen EHE y NOTH porque puede resultar demasiada energía para el Chakra Manipura o Solar en algunas personas con leves deficiencias en el sistema circulatorio. Aunque no se noten los síntomas, es preciso guardar estas recomendaciones. Se llama "Ruma Madre" por su acción equilibrante, a la vez que inunda de energías sutiles superiores a los cuatro cuerpos, pero también porque resulta útil a todas las Razas, aunque cada individuo debe adecuar las tonalidades del mantram.

LAF = "PRIMERO APRENDE A GUIAR, LUEGO EMPRENDE LA MARCHA"

Letra L: Tiene efectos notables en el cuerpo mental. Acelera armónicamente los procesos cerebrales facilitando la función mental de asociación y la intuición, por lo tanto mejora el sincretismo (síntesis del conocimiento). En el cuerpo de tattwas elimina larvas astrales y mentales (ideas distorsionadas de toda clase). En el Astral ayuda -como la THYR- a eliminar los miedos.

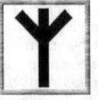

MAN = "SÉ UN HOMBRE" (En el sentido de recuperar la naturaleza inmortal del hombre primigenio).
Letra M: Es muy activa en la parte más sutil del cuerpo emocional y facilita la instalación de las Esferas de Conciencia "cálidas" (Transmutación, Amor, Abundancia, Inteligencia) pero su práctica cotidiana produce en algunos años reactivación y rejuvenecimiento glandular (por ende, integral). En individuos muy puros de Raza (Aria, Cobriza, o Indoaria), puede llegar a producir excelentes recuperaciones genéticas por mutación. En los muy mestizados facilita enormemente la reorientación arquetípica y la depuración emocional. Se puede practicar cara al Sol, especialmente en la mañana temprano.

NOTH= "NO TE OPONGAS A TU DESTINO; DALE UN SENTIDO"
Letra N: Funciona en relación con la EHE. Producen entre ambas, corrientes magnéticas en los brazos, incompletas pero equilibradas, que obligan a bajar los residuales magnéticos de alta frecuencia del cuerpo de tattwas, y los hacen subir trasmutados, junto con el Kundalini. Cuando se hacen EHE y NOTH no se hacen ODIL ni IEPUM, porque se neutralizaría parcialmente el efecto logrado.

OS = "LA FUERZA DE TU ESPÍRITU TE DA LA LIBERTAD"
Letra O: Produce una poderosa corriente de enlace entre la Divina Presencia y sus vehículos (Cuerpos Físico, Mental y Astral, con irradiación al Cuerpo Vital del factor de "azul" de

la Esfera de Consciencia del Poder), y entre éstos y la Tierra, tanto en su faz puramente telúrica como en su aspecto magnético. Las posiciones y movimientos formales del "Orden Cerrado" militar, son expresiones rúnicas fundamentales para la formación del Guerrero. Los ejércitos de mercenarios (que obedecen a arquetipos demiúrgicos) modifican o eliminan su práctica.

ODAL = "AMARÁS A TU ENEMIGO Y LIBERARÁS SU ALMA"
Letra Q o también letra O, según como se acuerde convencionalmente. No desprecie el Lector esta advertencia: Las Runas no deben hacerse con odio, miedo u otros sentimientos distorsionados. Pero SIEG y ODAL son realmente desastrosas para quien esté motivado por emociones inferiores. La forma práctica real para que sean efectivas se enseña sólo de manera personal por los instructores. Esta guía apenas da la pauta teórica, no la práctica completa de la Odal.

ODIL = "NO TENDRÁS OTRO DIOS MÁS QUE A TI MISMO"
Letra Q: Es el símbolo más utilizado por el Kristianismo de los primeros siglos. Luego se lo convirtió en el burdo "pescadito", y se inventaron acrósticos desvirtuando su uso. Hace funcionar equilibradamente los Chakras y activa especialmente el Shahasrara, facilitando al Yo Divino influir en sus vehículos corporales. Al mismo tiempo, hace circular la energía Kundalini hacia el Cuerpo Krístico. Es parecida a la Runa Gibur en la función orgánica y psíquica, pero especialmente indicada para aquellos que aún no han logrado su Soberanía en consciencia.

RIT = "YO SOY MI LEY"
Letra R: Convierte rápidamente el residual

magnético del áurea, en energía eléctrica, la cual asciende por los conductos suprafísicos Ida y Pingalá, retornando al abdomen por el brazo, ya convertida en prana por la actividad alquímica del sonido y las vibraciones de la pituitaria. Eleva el influjo de las Esferas de Conciencia sobre el Astral y facilita la autodeterminación. Tiene función muy parecida a la Runa Os, pero más potente en cuanto a suministro de factores energético de la Llama Azul en el áurea. Para los que han establecido su consciencia de Soberanía, no es recomendable hacerla seguido, sino cuando se tiene que enfrentar algún tipo de batalla legal, negociaciones, etc.

SIEG = "EL ESPÍRITU CREADOR VENCERÁ"
Letra S: Genera en el Astral una forma discordante para quien no tiene estos arquetipos. Disuelve todo Astral carente de cuerpo Vital (salvo los Astrales de Guerreros que lo poseen como arquetipo a todo nivel). Su poder destructivo es mayor al de cualquier otro ritual o elemento psíquico, pero se vuelve en contra de quien la use con odio o codicia. También se lanza dibujándola en el aire con la mano derecha, en posición de KAUN. (SIEMPRE DOS VECES, pues hacer una sola es dañina para el Vital). También se hace con el cuerpo, como se indica en las láminas de Runas, pero tiene un poco menos fuerza en el ámbito Astral y mejores efectos orgánicos. Para los que hacen trabajo pesado, la forma de la lámina (con todo el cuerpo) es más útil. Para los escritores, intelectuales, artistas plásticos, maestros y médicos, cualquiera de las dos formas dará utilidad, pero el mayor provecho lo obtendrán de pie y en la actitud de lanzarla en el éter circundante. En el mantram la letra "e" apenas se oye, es decir que se escucha como Sssssssssiiiiiiegg.

THYR = "NO TEMAS A LA MUERTE"

Letra T: La liberación del "miedo a la muerte física" ayuda a evitar la muerte en el Astral y reorienta al individuo hacia la inmortalidad total, pues podrá reencarnar en mejores condiciones o en el Interior Terrestre. THYR ayuda a destruir varios yoes psicológicos, pero sobre todo los relacionados a los miedos, por hallarse en la franja más densa del magnetismo Astral. Alimenta con prana partes del cerebro relacionadas a los instintos básicos, rompiendo la conexión con esos yoes psicológicos. El instinto de conservación mejora pero se elimina el miedo psicológico.

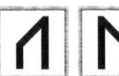

UR = "DESCÚBRETE A TI MISMO Y CONOCERÁS EL TODO"

Letra U y V: En la tapa la hemos puesto invertida sólo para facilitar la lectura del título a los neófitos, pero en realidad es así. Se puede convenir en que U tenga la punta hacia la derecha y V a la izquierda, o viceversa. Dado que somos una "chispa infinitesimal de la Divinidad", somos un fractal, una réplica infinitesimal de lo Absoluto, pero el Absoluto mismo está en nosotros mismos. Esta Runa debe evitarse cuando hay enfermedad aguda, mientras que debe hacerse cuando hay salud estable o dolencias leves. Fortalece el cuerpo vital y ayuda a subir la corriente Kundalini.

YR = "PIENSA EN LA FINALIDAD"

Letra Y: No en el fin, o "acabarse". Esta Runa sólo se mantraliza y/o se piensa cuando debemos tomar una actitud bélica y estamos determinados a ello por una razón inexorable; pero no se realiza físicamente en el mundo exterior. Es la Runa que hacen los dioses (Hombres Primordiales) cuando desean abandonar el cuerpo inmortal para encarnar entre los mortales. Inscrito en un círculo (símbolo de "amor y paz") representa su realización en el interior terrestre, pero entre los ignorantes de su uso resulta ser una anti-runa, pues es incoherente su real significado arquetípico, puramente Guerrero y en la más heroica acción posible, con el significado que pretenden darles los mansos. Sí cuadra para los Pacíficos, pero no para los cómodos "pacifistas", que se abandonan para no luchar o no investigar.

LA SWASTIKA

Tiene el mismo valor cuando tenga giro dextrógiro (en sentido horario) o levógiro (antihorario, también llamada Subwastika). No es una "buena" y la otra "mala" ni positiva ni negativa como suelen decir algunos improvisados que no conocen el tema en profundidad. También es un símbolo geomorfológico, porque representa al campo magnético de la Tierra, ya que los polos materiales son huecos, como en todo toroide, pero el campo magnético tienen vórtices, como lo demuestra el efecto Coriolis. También es símbolo tecnológico porque poniendo dos rotores magnéticos enfrentados girando a 17.000 revoluciones por minuto, generan el "punto cero", la antigravedad. Este es el secreto de la impulsión de las vimanas o "platos voladores". Lo mismo ocurre en nuestros Chakras, que son dos ruedas enfrentadas. Cuando hay potencia suficiente, armonía, equilibrio y pleno desarrollo, el hombre puede levitar y volar. La Swastika es nuestra letra "X".

 Swastika recta: Representa la TIERRA. Se practica con una rodilla en tierra aunque no es fácil retorcer los brazos. En la posición más aproximada posible se hace el mantram "Mmmm" pero sólo se piensa en la Armonía Eterna.

 Swastika curva: Representa el AGUA

El Lauburu de los Vascos. Se usa, al igual que las de Tierra y Fuego como amuleto protector, pero algunos Magos de esa preciosa cultura saben usarlos en trabajos de limpieza psíquica de personas, animales y lugares, de la misma manera que los "trisqueles" de los Celtas. Las Swastikas también se llaman "tetriskel" y existen referencias históricas numerosas sobre usos para combatir las plagas del campo, nogales y otros árboles agusanados, mangas de langostas, enfermedades del maíz, de la vid, etc.

Swastika Zeta: Representa el FUEGO

A diferencia de las anteriores, abundantes en muchas culturas de todo el mundo, se ha encontrado muy pocas entre los restos arqueológicos; sin embargo algunos Magos avanzados las usan aún, pero cabe advertir que estos instrumentos son efectivos sólo si el operador conoce ciertas reglas de la Geometría Sagrada aplicada al psiquismo, y por supuesto, también muy a fondo la Ley de Mentalismo en su teoría, como en los factores prácticos.

Swastika Hag: (o Swastika Hagal para algunos esoteristas) Representa el AIRE

Se usa aún como emblema de la Fuerza Aérea alemana, pero también la llevan algunos Haunebu. No conozco si tiene un uso esotérico específico y práctico, más allá de representar alquímicamente el aire.

PAUTAS GENERALES DE LA GIMNASIA RÚNICA

1.- Deben ser hechas por Arios, Cobrizos, Indoarios o Arábigos. Los Arios y Cobrizos muy puros, no presentan inconveniente. Los Indoarios y Árabes del norte de África con componente de la Raza Negra deben hacerlas muy progresivamente. Los Negros, Negroides y Mestizos de Amarillos pueden llegar a hacerlas con la adecuada vigilancia y extremada precaución, pero pueden utilizarlas visualmente. Para los Amarillos se aconseja la Gimnasia Tibetana; pueden hacer Runas, pero el efecto será mínimo ya que sólo actuarán en los psíquico.

2.- Se hacen a la mañana, o en la tarde a última hora. En la mañana, al salir el sol o antes del mediodía, mirando siempre al Este. Luego se podrán hacer al anochecer mirando al Norte, pero hasta dos horas después del ocaso. Pasada ese tiempo se hacen mirando al Sur. Tras algunos meses de práctica se podrán hacer mirando al Norte a cualquier hora, pero cabe advertir que cerca del zenit los efectos pueden resultar demasiado potentes. En las que se hacen con pies juntos, deben estar abiertos en 45 grados y con los talones tocándose. Conviene hacerlas a pies descalzos pero no es algo excluyente.

3.- Debe abrirse y cerrarse el ejercicio con la Runa SIEG DOBLE. Con el dedo pulgar de la mano izquierda tapando el ombligo (Chakra solar), y el resto de la mano cubriendo más abajo (Chakra hipogástrico), y el brazo y la mano derecha estirados, a 45°, marcando en el éter, desde arriba hacia abajo, con un sonido ciceante, la forma de la runa Sieg. Generalmente se la imprime en el éter, con el mantram "¡Sieg Heil!", al estirar el brazo, para luego dibujarla en el aire repitiendo sólo el "Siiiieggg". Nunca se hace esto una sola vez, sino dos veces al abrir y dos veces al cerrar. Hacerlo una sola vez genera una acumulación de energía desequilibrada y puede ser muy dañina para el practicante.

4.- No hacer con enfermedades graves (fisiológicas o infecciosas), o con dolores fuertes por golpes, torceduras, quemaduras, etc.. **Las mujeres nunca deben hacerlas mientras están menstruando.**

5.- **No hacer con tormentas eléctricas** o vientos muy fuertes, anormales o poco frecuentes en la región, o si hay viento fuerte cuando estamos en otra región que no habitamos de continuo. Si habitamos en zona ventosa, el cuerpo está acostumbrado a la actividad magnética de la tierra y el aire durante el viento y no hay problemas.

6.- Debe tenerse el estómago vacío y no haber ingerido alcohol desde algunas horas antes.

7.- Conviene hacerlas con el cuerpo desnudo y recién bañado, aunque esto no es regla estricta; pero sí debe evitarse todo metal, como relojes, anillos, pulseras, etc., salvo la espada en las runas que corresponde hacerlas con ella.

8.- Antes de tomar la posición, se enfoca el pensamiento en el significado de la Runa, meditando en el mismo. Luego se siente el mantram internamente y se lo emite visualizando la Runa, mientras se adopta la posición correspondiente, hasta conseguir hacer las cuatro cosas a la vez (visualización de la Runa, *en color negro*, pensar en la frase, postura y mantram).

9.- Puede hacerlas una mujer sola, pero no dos o más, debiendo compensarse (cuando sea posible) con más varones que mujeres en la proporción grupal, debido a que la mujer absorbe más rápidamente el éter solar y retiene la energía telúrica, produciendo una cantidad indigerible para sus cuerpos vitales cuando son dos o más. La excepción se da cuando las mujeres van a usar TODA la energía en alguna actividad combativa específica, ejercicio físico intenso o algún trabajo con actividad física incluido. Los varones, aunque sean miles y sin ninguna mujer, las pueden hacer sin problema. Si se trata de un grupo de mujeres con al menos meses de práctica por separado junto con varones, podrán hacerlas, pero aún así se aconseja lo mismo, es decir, que ocupen físicamente la energía acumulada.

10.- Hacer únicamente bajo techo porque el campo magnético generado es captado por los satélites, y el individuo puede ser inmediatamente atacado con psiónica o psicotrónica por los servicios de inteligencia del esclavismo global. Hacer las Runas al aire libre es entrar de lleno a participar en la Guerra Kamamanásica con enfrentamiento abierto. Esta pauta será válida incluso cuando la arquitectura satelital de esta civilización caiga, pues habrá siempre el riesgo de que un grupo de demiúrgicos con tecnología avanzada siga operando. Deja de ser válida cuando el conjunto de practicantes sea de muchos miles y tengan oposición abierta y organizada contra la demiurgia en la Guerra Kamamanásica.

PAUTAS DE SECUENCIA RÚNICA

1.- Aunque se trate de un Ario muy puro, se debe acostumbrar paulatinamente, comenzando con sólo tres repeticiones mántricas de cada Runa, y no más de tres Runas por día durante las primera semana; luego cinco repeticiones y cinco Runas durante la segunda semana y hasta completar dos meses; para aumentar de a poco hasta diez repeticiones de cada Runa, aunque según la experiencia propia y de los alumnos, acumulada en tres décadas, indica que si se hacen bien y diariamente, basta con cinco Runas (Aparte de la DOBLE SIEG al inicio y final) y con sólo cuatro repeticiones de cada una. Tres en el caso de la IS, dos en el caso de la RITH y sólo una si se hace la THYR.

2.- Nunca se harán más de cinco Runas por día, pero se puede agregar como sexta Runa en algunas secuencias, la GIBUR, la IEPUM o la ODIL, y el conjunto EHE y NOT.

3.- El ejercicio se hace *una vez al día*, a la mañana o al anochecer, salvo que se divida en dos Runas a la mañana y tres al anochecer (o viceversa); y en la situación de combate inminente, que requiere una preparación rúnica aparte de la serie rutinaria.

4.- Se pueden modificar las secuencias por iniciativa propia pero no conviene hasta la completa instrucción y acostumbramiento adecuado. Si no se dispone de guía o maestro, mantener al menos las secuencias que se describen luego como "*secuencias básicas*". Las Runas movilizan energías dormidas en cuerpo Vital, activando el cuerpo Astral (emocional) y el aparato mental, de modo que debe acompañarse su práctica con una auto-vigilancia estricta, como ya se ha explicado. Uno debe convertirse en un celoso **Guardián de sus propios pensamientos y sentimientos.**

5.- Las Runas con vocal "I" u "O", deben ser hechas entre dos Runas con vocal "A", de modo que se intercalan para compensarse. Por Ej.: AR - THYR - FA - OS - BAR., o AR - RIT -THOR THIR - MAN., etc..

6.- Las Runas EHE y NOT deben hacerse juntas y alternadas, pudiendo hacerse luego de otras cuatro o cinco Runas, pero actuando ambas como si fuesen una misma runa. Es decir "EHE, NOT, NOT, EHE" o bien al revés: "NOT, EHE, EHE, NOT".

7.- Se pueden alternar las que tienen "I" y "O" exclusivamente, pero siendo las "I" las que encierran a las "O". Por Ej.: IS - OS - THYR - THOR - RIT. Esta secuencia es muy potente y sólo es recomendable cuando se requiere bastante energía combativa.

8.- Las Runas SIEG, THOR, THYR, OS, son muy especialmente guerreras, con efecto psicológico en la mente inferior, el cerebro y en el cuerpo Astral. Se aplican fuera de la rutina como preparación para actos específicos de combate, al igual que las secuencias BAR - BAR - OS, o la OS - THOR - NOT - OS, o la secuencia THYR - GIBUR - MAN - OS. Estas secuencias asimétricas son muy fuertes porque movilizan la "furia" o voluntad total, tanto para el combate como para cuando se requiere gran fuerza a fin de lograr obras o construcciones muy grandes. Las personas violentas o con problemas para controlarse, no deben hacerlas nunca. Pueden en cambio usar en esos casos las secuencias IS - THOR - OS - IS.

9.- Las Runas AR, UR, KHAUN, HAGAL, MAN Y EHE actúan sobre el cuaternario inferior (físico, vital, mental y Astral) de modo integral, facilitando el proceso Kundalini (AR), recomponiendo los instintos de conservación y la conservación de la energía -impide el desvitalizante orgasmo "hacia abajo"-, preservación de la vida y la salud, preservación de la Raza (KHAUN) y pureza de la relación sexual (EHE), pero también influyen en el despertar de los Arquetipos Superiores, propios de Manas (Alma o Mente Superior) siendo las Runas mismas la parte activa de ese conjunto arquetípico.

10.- El Cuerpo Astral es influenciado por todas las Runas, pero especialmente por OS, IS, KHAUN, THYR, EHE y NOTH.

11.- El Cuerpo Mental recibe la mayor influencia de las Runas FA, UR, LAF, NOTH e IS.

12.- Las Runas MAN, AR, IS, GIBUR, ODIL Y IEPUM afectan muy especialmente al cuerpo Vital, produciendo el desarrollo de los Chakras superiores. Ello facilita el despertar de la conciencia manásica-krística, equilibrando los atributos del YO, que son el Ser, la Voluntad y la Conciencia, que se manifiestan respectivamente en el mundo como **Amor** (rojo), **Poder** (azul) e **Inteligencia** (amarillo). El resultado práctico de esta actividad magnética de altísima frecuencia es el despertar natural no forzado de la memoria askásica, que permite al Ego conocer sus anteriores encarnaciones, pero sin necesidad de hipnosis y sin el riesgo de delirios de la mente inferior, ni influencias psiónicas ni psicotrónicas, tal como suele ocurrir muy a menudo a quienes intentan recordar forzadamente. Las regresiones o recuerdos producto del desarrollo integral correcto pueden causar algún sufrimiento, pero son tan normales como recordar el día anterior, sin afectar psicológicamente al sujeto ni alterar su forma de vida, objetivos, etc., porque ocurren cuando el Ser está en perfecto equilibrio y encaminado conscientemente en la evolución, y siempre y cuando el Yo Divino lo disponga, por considerar útil esos recuerdos para la actividad presente.

13.- RUNAS CON ESPADAS: Todas las Runas pueden hacerse usando espadas, salvo las de movimiento rápido. Todas las demás se pueden hacer con la espada en el cinturón (la MAN y la UR, por ejemplo), con o sin vaina, y según el tamaño de la espada se colocan de un modo u otro. Las más habituales para usar en la mano son:

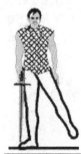

AR: Siempre en la derecha. Con la punta al suelo es más cómodo que punta hacia arriba. Si es muy larga, resulta mejor con la punta hacia arriba y recostada sobre el hombro.

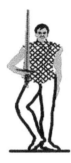

BAR: Cambia de mano en cada postura, siendo habitual que esté en la que tiene el puño en la cintura, pero también se puede hacer con la espada en la otra mano, pegada a la pierna y la punta hacia el suelo. Con la punta hacia arriba, siempre se producirá más energía pero no puede hacerse con todas.

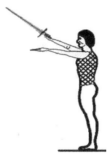

FA: Siempre en la mano derecha. En este caso no se hace cambio de manos en cada mantram. Si la espada es muy pesada, se hace con ella prendida a la cintura y en tal caso sí se hacen los cambios de postura de manos en cada mantram.

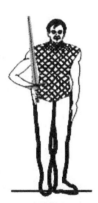

THOR: Cuando se hace en modo "efecto normal" cambia de mano en cada postura y hay dos opciones: Se sostiene con el puño en la cintura, recostada sobre el hombro. Si se hace con ella en la mano opuesta al brazo doblado, se dirige la punta al piso. Esta es la forma más habitual, también en la formación militar. Si se hace en modo "efecto fuerte" (esto puede hacerse con la mano sobre la

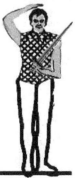

cabeza, o apuntando a la sien), la espada se mantendrá sobre el hombro pero levemente inclinada hacia afuera, a unos 45 grados, como en el dibujo. También se puede hacer con la punta hacia el piso, pero se capta demasiada energía telúrica y no es bueno si no va a usarse en una actividad física intensa. Este modo de "efecto fuerte" siempre se hace con la mano derecha en la cabeza o la sien, y la espada en la izquierda. No se hace cambio de postura y se recomienda hacer sólo una vez, sin repetición, porque es mucho más potente que la anterior con efecto normal.

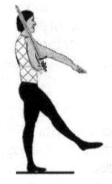

OS: Opcional, mano derecha o izquierda, según tipo de ejercicio o desfile. En esta Runa, si se practica en solitario la espada siempre va en la derecha si se es diestro y en la izquierda si se es zurdo. En las formalidades militares o cuando se hace en grupo, sólo se lleva en la derecha. Sin espada, se cambia en cada postura la posición de los brazos, pero con espada sólo cambia la postura de piernas y no se cambia de mano para la espada.

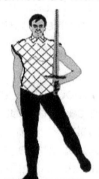

RYTH: Cambia de mano a cada postura, permaneciendo en el brazo opuesto al doblado y con la punta hacia el suelo, o al revés, con el puño de la espada en la cadera si se coloca como en el dibujo. Con la punta hacia arriba es más suave el efecto, por lo tanto más aconsejable cuando no se tiene que proceder a combate o resolver conflictos legales. Con la punta hacia el suelo se recoge más energía telúrica y si bien agudiza más las funciones mentales para lo objetivo, puede desequilibrar un poco las funciones y el control emocional, por ello suele ser mejor como en el dibujo, recogiendo más energía sutil que telúrica. De este mantram viene la palabra "*Ritual*".

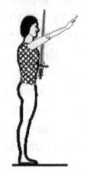

KHAUN: Mano izquierda siempre, con la empuñadura sobre el ombligo y la hoja recostada en el antebrazo. También puede hacerse con la punta al suelo y el brazo extendido (si la espada no es muy larga) pero como en la anterior, hay una mayor acumulación de energía telúrica que puede desequilibrar un poco el campo emocional.

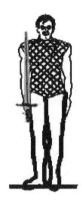

IS: Cambia de mano en cada mantram. La punta puede ir al suelo, o hacia arriba. Como en las anteriores, recordar que siempre la espada con la punta al suelo capta fuerzas telúricas con intensidad y aunque resulte menos cómodo en muchas ocasiones, conviene hacerla con la forma de "arma al hombro".

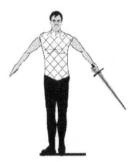

THYR: Es de por sí ya muy potente, así que no se debe hacer con espada hasta después mucho tiempo de práctica, con plena consciencia de un autocontrol muy efectivo. Cambia de mano en cada repetición del mantram, sigue la inclinación del brazo, pero incluso los practicantes avanzados no solemos hacer repeticiones. Es decir, conviene hacerla sólo una vez en cada secuencia.

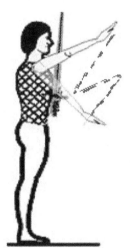

SIEG: Diferente de la Sieg con el cuerpo, se hace con espada sólo en la posición de lanzarla al éter. Con la mano derecha, se hace la Sieg en el aire con la espada, si no es pesada. De lo contrario, se mantiene como en la imagen, con la empuñadura en el ombligo, recostada la hoja en el brazo izquierdo o el hombro. La imagen indica el movimiento del brazo derecho.

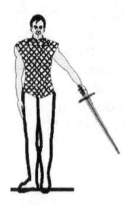

LAF: La espada es la continuación del brazo estirado, así que cambia de brazo en cada postura. Si no se tiene gente a cargo en el orden militar ni el civil, es mejor hacer con la espada prendida en el cinturón, o sin ella. Cuando no se tiene que ejercer funciones de liderazgo por un tiempo, pero puede hacerse habitualmente, se toma la espada con la otra mano y con la punta hacia arriba.

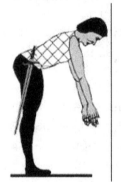

UR: Puede hacerse con espada corta en una mano, cambiando en cada repetición, pero no es muy aconsejable a menos que se esté trabajando de médico o terapeuta, para usar luego la energía acumulada, ya que es potente para el ámbito curativo pero difícil de digerir para el cuerpo Vital si no se emplea en labores de salud.

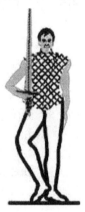

BAR

GIBUR, BAR y ODIL se hacen con Espada sólo ante hostigamiento psiónico o psicotrónico extremo. Es un ejercicio complicado y poco necesario. En la Odil sólo puede hacerse con la espada en la cintura, no en las manos.

14.- La SWÁSTICASANA se hace con el cuerpo entero únicamente cuando el discípulo ha sentido el despertar interno de su Dios, su Yo Divino. Swastica y Subwastica tienen idéntico uso y resultado. Su mantram es "Mmmm..." y conviene hacerlo casi silencioso, con efecto suave.

15.- CILINDRO RÚNICO: Sin haber hecho la Catarsis a fondo y al menos unos meses de práctica rúnica, es peligrosa en extremo esta práctica. No se obtiene con ella ningún poder, sino una protección extraordinaria, la mayor que existe, contra entidades del plano Astral y la gran mayoría de los mentalismos ajenos. Se visualiza bajo los pies una Swastica, a la que se le da mentalmente velocidad de rotación. Luego se proyecta la Sieg Doble del modo acostumbrado, pero es recomendable visualizarla al principio en color violeta en vez de negro (más suave pero igual es efectiva), de la altura del propio cuerpo o poco más, y por cuatro veces, (una vez hacia cada punto cardinal). No hacer una sola para cada punto, sino DOBLE Sieg a cada punto. Luego se las hace rotar mentalmente en sentido levógiro (antihorario), formando un cilindro cuya tapa inferior es la Swástica y la tapa superior se visualiza como una Subwástica, o viceversa, que girará siempre en sentido contrario al resto. Esta protección psicotrónica resulta invulnerable si se da mentalmente la clasificación vibratoria correcta, pero para el discípulo común es suficiente la visualización firme. Se refuerza cada cuatro o cinco días, según la sensación de visualización que produzca. No se deteriora por factor externo alguno, pero sí por los cambios psicológicos del practicante. Es necesario hacerse sensible al efecto rúnico, cuidando de no caer en autosugestiones; para ello hay que estar atento y tomar nota de las sensaciones. Cuando repetimos el ejercicio imaginando una sensación diferente, pero se repite la anterior, entonces es producto de un efecto real. Oportunamente se verá una imagen.

17.- LA SIEG SE LANZA: En posición de Kaun, con un pequeño movimiento de toda la mano derecha, y lanzarla mentalmente a la frente del enemigo, mientras se mantraliza. Siempre se hace doble, pues una sola es dañina para uno mismo, quedando la otra en el áurea y dañando paulatinamente. Puede lanzarse una a un enemigo realmente poderoso, y la otra al Demiurgo, cualquiera sea la forma en que se lo imagine. No olvidar que la magia rúnica no puede usarse egoístamente ni con odio, porque llevaría a la autodestrucción inevitablemente.

18.- IEPUM, LA RUNA MADRE: Tiene diversas aplicaciones geománticas, su práctica es compleja y dinámica. Representa los ocho meridianos de cada mundo sideral o Planeta, los Ocho meridianos fundamentales del cuerpo de Nadis y de Tattwas; las Ocho Esferas de Consciencia y los Ocho Principios Absolutos.

19.- NOTA: Estas indicaciones son bastante completas, pero conviene que los más avanzados instruyan a los demás cuidadosamente, pero cada uno debe tener responsabilidad por su propio progreso. Existen variantes que cada uno descubrirá por su propia experiencia, y de acuerdo a sus caracteres raciales. (Ver Láminas de movimiento, pero no hacer prácticas hasta saber de memoria las pautas y haber leído todo este material).

20) SECUENCIAS BÁSICAS: Ideales para los principiantes durante las primeras semanas Recordar que siempre se hacen las Doble Sieg al iniciar y al finalizar.

PRIMERA SEMANA:

1º día: AR -IS - BAR   -   2º día: AR -OS - FA
3º día: KAUN -THOR - UR - 4º día: MAN -RITH - LAF
5º día: AR -THYR- FA   -   6º día: UR -AR - KAUN
7º día: AR -HAGAL - MAN

SEGUNDA SEMANA:

1º día: AR - THOR - IS - OS - BAR
2º día: AR - OS - RYTH - THOR - FA
3º día: KAUN - THOR - THYR .OS - UR
4º día: MAN -RITH - OS - IS - LAF
5º día: AR .THYR - UR -IS - FA
6º día: UR - AR - IS - LAF - GIBUR
7º día: IS - HAGAL - OS - MAN – THYR

Durante los primeros dos meses conviene hacer estas mismas secuencias de la segunda semana, siempre con el mínimo de repeticiones. Si no se sienten efectos, no quiere decir que no los haya. Se notarán sobre todo en lo psíquico. Cualquier efecto muy notable en lo físico, si no llega a ser doloroso ni molesto, indica que no debemos superar la cantidad de Runas ni las repeticiones que se estén haciendo, pero si el efecto es intenso o molesto conviene suspender un par de días la práctica, para volver a iniciarlas con menos intensidad, ya sea volviendo a las tres iniciales, o reduciendo el número de repeticiones, hasta sentir sólo cierto agrado y energía equilibrada sin molestias.

Tras esos dos meses de práctica, se empiezan a incorporar en la secuencia el conjunto EHE-NOT, la ODIL y la IEPUM. Mediante el canal **t.me/corazontrino** de Telegram y su chat asociado, y otras redes, se difunden los mantrams y videos para una realización más exacta, pero estas imágenes sirven en lo básico y general. Repetimos conceptos y significados para fines didácticos y comentarios.

POSICIONES, MANTRAM Y SENTIDO

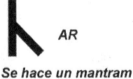

AR

Se hace un mantram y se cambia de pierna. Nota FA.

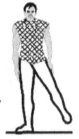

"CUSTODIA EL FUEGO ETERNO". (la Kundalini) Que resulta ayudada en su ascenso por esta postura. Útil al margen de la secuencia, cuando se ha llegado cerca del orgasmo y se necesita ayudar a subir dicha Energía Divina. MILITAR: Es la posición de descanso, aunque no tanto en esta práctica, que obliga a mantener un pie levantado.

BAR

Se cambia de lado tras cada mantram. Nota FA, como un balido

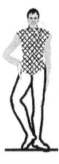

"TU VIDA ESTÁ EN MANOS DE DIOS. CONFÍA EN EL DIOS QUE ESTÁ DENTRO DE TI". Fortalece la fe en uno mismo y facilita el contacto con la Divinidad, que aunque haya una comprensión metafísica de Dios como Universo o Cosmos, la Esencia manifestada se encuentra sólo en el interior de cada uno, y por fuera sólo se encuentra fanática devoción, ilusiones, espejismos místicos, etc..

MILITAR: Es la posición giro o pre-giro con espada o cualquier arma al hombro y mano apoyada en la cadera.

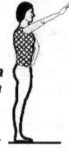

KAUN

Siempre la mano izquierda tapa el ombligo. Tras cada mantram, la derecha va al hombro derecho y luego al corazón. DO muy grave.

"TU SANGRE ES TU TESORO MÁS PRECIADO"

Se refiere a la carga genética que tiene la sangre. Algunos mestizos sufren de incoherencias en lo psíquico y lo físico por la pérdida genes y de la coherencia funcional de ciertas estructuras moleculares. Las Runas ayudan a recuperar la mayor parte de ese potencial, pero a condición de que definan en su psicología a cuál Raza pertenecen como Alma. Los mestizos no son "seres inferiores" como suponen los mal informados y los esclavistas, sino víctimas más dañadas por la demiurgia. Como Seres o Almas, son mucho más evolutivos y sanos que los materialistas y secuaces de la demiurgia. En realidad no hay ni en los más puros de cualquier Raza, alguien que no esté dañado genéticamente. Por eso somos mortales. La Runa Kaun ayuda a definir la psicología de todos, y a los mestizos en especial, les ayuda a identificar su Raza de Alma, a la vez que a recuperar mucho del cuadro genético ancestral.

THOR
(efecto suave)

Se cambia de brazo tras cada mantram. El mantram es lo más grave posible.

THOR
(efecto fuerte)

Se cambia de brazo tras cada mantram. El mantram es lo más agudo posible. Esta forma es peligrosa si no se ocupa la energía.

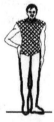

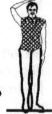

"PRESERVA TU YO" se refiere sobre todo a la protección del EGO verdadero, que jamás se debe intentar anular o destruir, como suele decir el esclavista o gente desinformada. En cambio, y para ello justamente, hay que combatir los falsos egos, que se apoderan de la Consciencia.

Esta Runa ayuda a la Catarsis, pero también a fortalecer el instinto de conservación, lo cual se ve reforzado en la medida que se combaten los miedos psicológicos. Este instinto se agudiza y se sensibilizan las formas de percepción, sobre todo la intuición, que indica sin señales externas, cuando existe un peligro real.

MILITAR. La posición de "firme" con la espada o cualquier arma al hombro y el pomo o la culata a la cadera. La posición en "efecto fuerte" se hace con la mano sobre la cabeza, o apuntando el dedo medio a la sien, tal como es el saludo militar de todos los ejércitos del mundo.

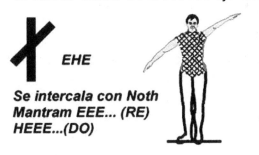

EHE

Se intercala con Noth Mantram EEE... (RE) HEEE...(DO)

"EL MATRIMONIO MÁGICO ES LA RAÍZ MÁS PROFUNDA DE LOS ARIOS HIPERBÓREOS"

Cada Raza tiene lo mismo en valores, en sus signos como ya se ha explicado. No es que esta práctica *"ayude a encontrar la pareja mágica"*, pero pone al practicante en condiciones para el caso de encontrarla. Las "Almas gemelas", no fueron *"creadas al mismo tiempo"*, sino que se van haciendo gemelas por Amor, aunque sean muy diferentes, al compartir la Guerra Kamamanásica durante muchas encarnaciones. MILITAR: Señales de amarre de buques.

FA

Única posición durante todas las repeticiones del mantram. Palma izquierda hacia abajo. OPCIÓN: Cambiar posición de los brazos en cada mantram

FAAA... (FA)

"ENGENDRA TU PROPIA SUERTE Y LA TENDRÁS" no sólo se refiere a las palabras y actos sino también a los mentalismos. Si se opta por cambiar la postura de brazos, no pierde efecto pero lo hace más suave y equilibrado en la práctica normal, es decir que se hace sólo para instalarla en la mente y el Astral. Cuando se mantiene la posición de los brazos sin cambio es para concentrar toda la energía en un mentalismo determinado, lo cual no es aconsejable para principiantes. Sobre esto tampoco damos instrucción concreta, sino personalmente a practicantes avanzados y con larga trayectoria conocida en el Camino del Mago. No obstante, esta práctica fortalece la visualización y los mentalismos, lo suficiente para que valga la alegría hacerla, sin riesgos de mal uso.

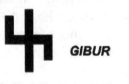

GIBUR

Se invierte la posición de los brazos tras cada medio mantram. GIII... (RE o falsete) BUUUURRR (LA o FA)

"SE UN DIOS" sin efecto en los mentalismos ni de orden mundano, sino que eleva en la mente el sentido de Divinidad del Ser. Sin la Catarsis, el "yo soberbio", el "vanidoso" y similares, se apoderan de la personalidad, en vez de lograr la comprensión metafísica del Ser. Eso ocurre a muchos "metafísicos" que invocan al "Yo Soy", sin la debida depuración. MILITAR: Señal marina antigua para guiar entrada en puerto.

HAGAL

No posee mantram conocido. Se ejecuta con gran movimiento. Se juntan las piernas de un salto y mientras se unen los talones, se tocan las manos sobre la cabeza, con los brazos muy estirados. Los movimientos deben ser rápidos. La posición abierta se vuelve a tomar de un salto. Es curativa del corazón pero los **enfermos cardíacos deben hacerla con gran cuidado.**

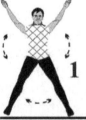

1

2

"PROTEGE EL CENTRO DEL MUNDO DENTRO DE TI MISMO Y SERÁS EL SEÑOR DEL UNIVERSO"

Ayuda al equilibrio energético de todos los cuerpos y mejora la auto-percepción del físico. Puede que algunos practicantes se sensibilicen más de lo conveniente, por eso se hace muy de vez en cuando. Se puede hacer muy a menudo sólo el movimiento, pero sin visualizar la Runa ni pensar en su sentido.

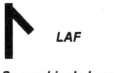

IS

Única posicióin. Se repite el mantram IS tres veces en el tono más alto posible, o en falsete agudo.

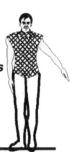

"DOMÍNATE A TI MISMO Y CONTROLARÁS LOS PODERES DEL ENEMIGO".

Es la más indicada para hacer brotar (remover) a los falsos egos. El efecto se nota un rato después de la práctica y hay que estar muy alerta porque saldrán los parásitos emocionales con mucha fuerza, pero ello les pone en el foco de nuestro consciente, de modo que los podemos catartizar con más facilidad. MILITAR: Posición de Firme.

LAF

Se cambia de brazo tras cada mantram. El tono es LA lo más agudo y potente posible sin llegar al falsete.

"PRIMERO APRENDE A GUIAR, LUEGO EMPRENDE LA MARCHA".

Es de efectos en apariencia suave, pero trabaja sobre el cuerpo Mental, estimulando el sentido de liderazgo en los líderes natos. Sin una Catarsis completa puede inducir a la pedantería, la soberbia, y similares, lo que se ve en los "supremacistas" y otros grupos parecidos que lejos de ser Guerreros, se transforman en meros "idiotas violentos" utilizados por los servicios de inteligencia del esclavismo internacional. Se acumula bastante energía telúrica, así que además de la Catarsis bien hecha, ver de nuevo el uso con espada.

A los líderes natos que se desvían de su hacer ético por falta de Catarsis, cayendo en intereses personales de tipo económico o de simple exacerbación del falso ego con conflicto de superioridad, les puede conducir rápidamente a la locura, aunque será temporal, porque el desquicio se hará evidente para el entorno. Por el contrario, a los líderes éticos y amorosos, les da una fuerza y valor muy grande, sin quitarles la humildad natural del verdadero líder, que vive para servir, no para servirse...

MILITAR: Es la postura de los guías de formación.

 MAN

Se mantiene la posición durante todos los mantrams. Al finalizarlos, las manos se juntan sobre la cabeza. La izquierda va al ombligo y la derecha al corazón.

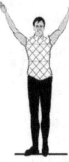

"SE UN HOMBRE" No se refiere a "varón". El Reino Humano (Hombre como "persona") se refiere a varones y mujeres por igual. Lógicamente, entre los practicantes de las Runas no hay "trans...". Puede haber homosexuales de ambos sexos, lo cual no es un obstáculo pleno para el Camino Mágico, pero es extremadamente excepcional y el homosexual hallará obstáculos menores que incluso le pueden servir para una corrección psicológica. Pero otras anomalías que alejan completamente de la Ley Natural, no permiten el desarrollo Mágico en ningún sentido (como la pederastia, transexualidad, los géneros inventados por ingenieros sociales y políticos, etc.). Al hacer la Runa MAN se recoge energía de origen solar y de la capa más sutil del electromagnetismo terrestre, estimulando la "intuición superior", la que sirve a la consciencia, no al instinto. Esa intuición es la que lleva a la autodeterminación, al sentido de Soberanía y la potencia de su efecto es grande pero poco o nada perceptible en lo físico. Puede hacerse al margen de la secuencia habitual pero sin hacer la Doble Sieg, por la mañana temprano mirando al sol (da igual que esté nublado). Para tal caso se ponen las manos enfrentadas a RA para recibir por ellas el mayor caudal de su radiación. Es la única que no requiere cuidados y precauciones especiales y la practicaron todas las culturas Americanas precolombinas desde tiempo inmemorial. Es la única que pueden practicar los Negros y cualquier mestizo sin riesgo alguno ya que no produce cambios directos ni rápidos en el cuerpo Vital, aunque sí lo alimenta con "prana" de modo suave. Afecta bien a la parte más elevadas del Astral, en cuyo orden no hay diferencia alguna entre Razas. Dos practicantes de Raza Negra han reportado necesidad de movimiento y calor en la manos después de practicarla, pero nada más. Lo del calor en las manos es normal en cualquier practicante, ya que por ellas entra la mayor parte de la radiación solar de frecuencias más elevadas.

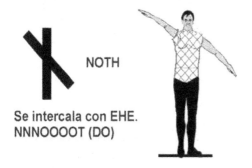

NOTH

Se intercala con EHE.
NNNOOOOT (DO)

"NO TE OPONGAS A TU DESTINO, DALE UN SENTIDO" Puede hacerse en cualquier secuencia si hay que enfrentar situaciones inesperadas y difíciles, de las que a veces se presentan en la vida, pero bajo circunstancias normales, se extrae de ella más provecho en conjunto con la EHE, como se explica en el orden de secuencias. Se relacionan en lo energético y en el sentido puro, porque la vida en el Matrimonio Mágico, es de las cosas más importantes del Camino del Mago, y que afecta según la armonía que se mantenga, a la estabilidad emocional, mental y espiritual. Ambas son practicadas por personas sin pareja, sin ningún problema y con la ventaja de que facilita el mentalismo subconsciente para la consecución de la pareja óptima, si aún no se la tiene. En cuanto a los Guerreros que están en una actividad política, en lucha efectiva y cotidiana contra la esclavitud en cualquiera de sus aspectos, este conjunto les brinda un estímulo profundo en la mente, que resulta equilibrado y suave en lo emocional.

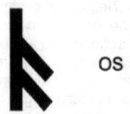

OS

Tras cada mantram los brazos vuelven al costado y la pierna al piso. Luego se levante la otra y uno o ambos brazos para hacer el mantram siguiente. OOOOOSSS (DO o RE) Sonido grave. También se hace alternando las piernas y brazos como en una marcha.

"LA FUERZA DE TU ESPÍRITU TE DA LA LIBERTAD" Es la más potente para aquellos que están padeciendo algo de esclavitud laboral, rodeados de gente tóxica de las cual se quieren desprender, o cuando se va a emprender una aventura de viaje para cambiar de medio de vida, etc.. A los que están en trámites de Soberanía legal, etc., también les viene muy bien, pero han de comprender que esos trámites no tienen ningún valor real, ya que se hacen ante organismos de Estados esclavistas y criminales. La real Soberanía Legal se obtendrá en conjunto con un plan político efectivo, eliminando el esclavismo, no como entes individuales reclamando su libertad ante los tiranos, sino como Pueblo Auto-Gobernado. Y la Soberanía Real por Ley Natural, no se obtiene en una escuela ni por efecto político, sino en la propia determinación de luchar por la Verdadera Libertad, individual y colectiva. Es una cuestión de Consciencia, no de papeles.

MILITAR. Es la postura de marcha de todos los ejércitos del mundo, con diversas modificaciones como el "paso ganso", que se hace estirando las piernas hasta casi los noventa grados. Aunque acumula energía psíquica sutil, su principal acumulación es telúrica. Genera fuerza física y la *resiliencia* mental, tan necesaria en cualquier lucha.

ODAL: "AMARÁS A TU ENEMIGO Y LIBERARÁS SU ALMA" Como se ha explicado antes, no se enseña sino en instrucción personal, siendo la Runa más peligrosa en su uso. La forma indoaria de hacerla sentado, con ambas manos como se muestra en la imagen, es prácticamente innocua pero sirve para relajarse y acumular prana si se hace Hata Yoga (Yoga de la respiración). Esta modalidad la puede hacer cualquier Raza. Se recomienda a los Arios y Negros NO hacer la flor de loto totalmente como la mujer de la imagen, porque no se consigue nada especial y puede causar daños en las rodillas. Es adecuada así para los Amarillos e Indoarios.

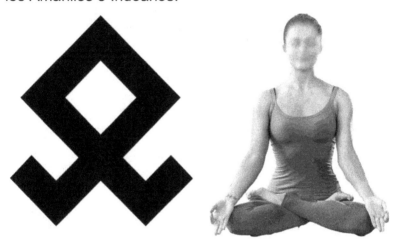

ODIL: "NO TENDRÁS U OTRO DIOS, MÁS QUE A TI MISMO". No niega la existencia del Absoluto, porque sería un absurdo total. Se refiere a que ningún otro *individuo* por grande y poderoso que se nos aparezca, ha de ser considerado un "Dios". Puede ser una entidad de un Reino superior en evolución (Maestro Ascendido) o un Hombre Primordial, que puede ser un acólito del Demiurgo, o uno que viene a ayudarnos, pero en ningún caso ha de ser el Absoluto, la Esencia Divina que está en nosotros como en todos y los Seres y cosas del Universo. Instaura en el todos los Cuerpos el sentido de Soberanía Espiritual.

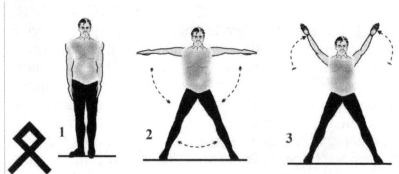

ODIL= (1= Se inicia en posición de IS. (2= Las piernas y brazos se abren enérgicamente de un salto. Los brazos permanecen tres segundos estirados horizontalmente. (3 Los brazos se llevan lentamente hacia arriba. (4= Los dedos medios de ambas manos se tocan y en ese momento comienza el mantram [OOO...(Nota LA)... DIIIILLL... (en falsete muy agudo). (5= Se juntan las manos durante un momento al finalizar el mantram. (6= Descienden las manos hasta tocar la cabeza, y allí se separan. La derecha va al corazón y la izquierda al ombligo, finalizando el ejercicio.

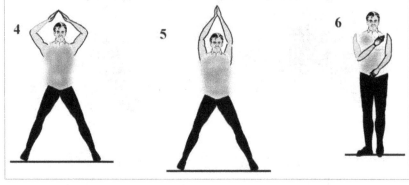

IEPUM = "QUE EL EQUILIBRIO DE LA INTELIGENCIA, EL PODER Y EL AMOR EN TI, TE HAGAN DIGNO REFLEJO DEL DIOS ABSOLUTO" Es la Runa Madre y requiere movimientos fuertes. Algunos Negros la practican sin problemas porque es al parecer, igual a la clave principal de su Danza Yoga. No obstante, Negros y mestizos de esa Raza, hacedla con cuidado y si es necesario, más movimiento y menos mantram.

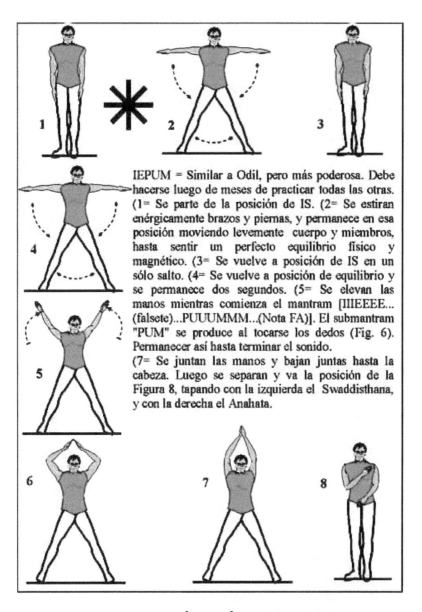

IEPUM = Similar a Odil, pero más poderosa. Debe hacerse luego de meses de practicar todas las otras. (1= Se parte de la posición de IS. (2= Se estiran enérgicamente brazos y piernas, y permanece en esa posición moviendo levemente cuerpo y miembros, hasta sentir un perfecto equilibrio físico y magnético. (3= Se vuelve a posición de IS en un sólo salto. (4= Se vuelve a posición de equilibrio y se permanece dos segundos. (5= Se elevan las manos mientras comienza el mantram [IIIEEEE... (falsete)...PUUUMMM...(Nota FA)]. El submantram "PUM" se produce al tocarse los dedos (Fig. 6). Permanecer así hasta terminar el sonido.

(7= Se juntan las manos y bajan juntas hasta la cabeza. Luego se separan y va la posición de la Figura 8, tapando con la izquierda el Swaddisthana, y con la derecha el Anahata.

LA PROTECCIÓN PSÍQUICA Y ASTRAL

Lo más importante que debemos proteger etéricamente desde el plano físico, es la zona del Chakra Manipura y del Swadhistana; esto se hace colocando la mano izquierda (a veces la derecha), con el pulgar sobre el ombligo, y los demás dedos rectos y pegados apuntando a la zona del apéndice. Esta actitud sirve para estar frente a personas, hechos, imágenes o cualquier cosa o actividad cuyas impresiones y vibraciones psíquicas debamos evitar. Se puede disimular este gesto tomando la hebilla del cinturón, o colocando la otra mano encima. Cuando intuimos o vemos presencias astrales o vienen imágenes mentales no deseadas, etc., nos envolvemos con la Llama Violeta brillante como el fuego, formando una burbuja ígnea que nace en nuestro Chakra Solar y se expande hasta abarcar en unos segundos el volumen esférico hasta 2 o 3 metros fuera de nuestro cuerpo físico. Desde el mismo centro del cuerpo lanzamos luego una descarga eléctrica azul que sobrepasa la superficie de la burbuja anterior, destruyendo toda actividad Astral en un radio de 20 a 30 metros. La imaginación no es inocua. Los colores deben visualizarse como fuego, brillantes y efectivos. Luego veremos el Cilindro Rúnico, más potente pero más complejo.

De todos modos, ninguna protección es suficiente para quien no combate y elimina sus enemigos internos. En la medida que se depura la personalidad, estos elementos defensivos se van instalando más fácilmente.

El único elemento protector material -aparte de la Espada-, utilizable con absoluta efectividad a nivel astral, es una pieza de plata con un mínimo de pureza del 70 %, aunque con plata 96 se consigue mucho mayor efecto y de mayor alcance (o de acero de triple templado, aunque ello es más difícil de fabricar), con la Doble Sieg. El tamaño práctico es de unos ocho centímetros de lado o de diámetro, pero la forma externa no es lo importante, sino la simetría correcta del calado. Una pieza pequeña, de unos dos centímetros de lado, tiene un radio de disolución de elementos astrales, de unos cinco metros. Sólo disuelve cascarones, la efluvia del plano Astral, y perturba mental y emocionalmente a entidades encarnadas o no, cuando éstas tienen arquetipos o actitudes demiúrgicas. Por ello la Doble Sieg no puede ser usada para mal, pues destruiría al propio usuario. Los Magos que la usan sólo pueden ser destruidos por los demiúrgicos físicamente, utilizando una proporción de poder enormemente mayor, pero nunca Astral ni álmicamente. Se usó durante el apogeo del los

Imperios Persa, Babilonio, Romano y Egipcio; también en los Imperios y naciones americanas precolombinas, aunque los intereses demiúrgicos lo han ocultado a rajatabla. El nazismo utilizó también estos símbolos sagrados, y el devenir histórico dirá si para bien o para mal. Pero cada uno debe hacerse responsable ante su Divinidad Interior, sobre el uso de todo conocimiento. Como estamos hablando de armas psíquicas, más vale a todo interesado usarlas según su más elevada y pura intención amorosa.

Se advierte que: El mal uso de cualquier Runa es deletéreo para el operador, pero la Doble Sieg en especial, es en extremo peligrosa si no se ha hecho la depuración emocional adecuada. Ayuda a combatir los miedos, pero no puede ser usada con propósitos egoístas o por odio, ya

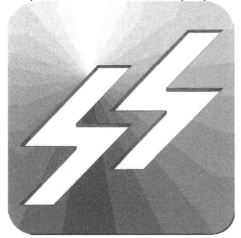 que destruye por efecto arquetípico cualquier substancia Astral que vibre discordante. En el caso del miedo destruye únicamente la materia Astral que compone ese yo psicológico como información, pero en el caso del odio, tiende a destruir al cuerpo Astral y a toda la entidad. El miedo puede localizarse en el consciente como una especie de virus informático, que afecta sólo a partes del cuerpo Astral, pero el odio (desde el refinado rencor hasta la explosiva ira), en cambio, imprime su vibración en el total del cuerpo Astral y en la mente. Por ello, un uso odioso de esta Runa daña sobre todo a quien la practica si no catartiza dichos parásitos. La Doble Sieg compone, con la Swastica, la Odal y la Iepum, el conjunto rúnico más poderoso; por lo tanto, su uso debe contar con tanta responsabilidad como con la espada más filosa.

Muchos aprendices de brujos y magos incipientes han tratado de usar estos elementos Teúrgicos, con fines demiúrgicos. Inexorablemente el resultado ha sido la locura, enfermedades invalidantes y/o la muerte. Quienes los usan con plena conciencia de su correcta necesidad de aplicación en bien de la Humanidad, es decir con puro Amor e Inteligencia, conocerán el poder protector de éstos, los auténticos símbolos mágicos del Bien, aunque tengan que aplicarlo contra enemigos concretos y con finalidades específicas. El Discípulo debe recordar que la violencia externa puede ser muy necesaria según las circunstancias, pero jamás debe tener violencia interior, que es la verdaderamente dañina y pecaminosa.

CREACIÓN Y USOS DEL CILINDRO RÚNICO.

No sabemos cuándo fue creado y enseñado por primera vez. Quizá se le enseñó a Wotan, hace 600 millones de años, o quizá surgió más tarde. Sólo hay un grabado en un mosaico cerámico sin posibilidad de determinar su antigüedad, hallado en el norte de Finlandia por un particular que donó varias fotos al Votivvm Hermeticvs antes de la IIª Guerra Mundial.

A partir de 1950 se empezó a usar en esa Orden y en algunas que surgieron en los países escandinavos y Alemania, pero su práctica no fue muy difundida y se fue olvidando. En 1991 la retomamos con algunos alumnos en Argentina y la práctica nos fue enseñando mediante los efectos estadísticos, la eficacia de este instrumento que creamos con nuestra propia mente, con nuestra propia energía etérica, pero que podemos depositar con ciertos cuidados, sobre otras personas que lo permitan y sepan (jamás debe hacerse sin el conocimiento y autorización del otro), o sobre lugares, máquinas, objetos a preservar y vehículos. En estos últimos, al tratarse de elementos materiales, no es necesaria la autorización del usuario o propietario, porque no dará ningún poder especial a nadie, sino que mantendrá limpio el lugar u objeto, contra toda clase de entidades y basuras Astrales, a la vez que brindará durante cierto tiempo una protección contra mentalismos ajenos, a esos conductores, usuarios o residentes, sin afectarle negativamente en nada. Da igual que esas personas beneficiadas sean Negros, Amarillos o de cualquier otra Raza, ya que las Runas no son conflictivas para ninguna en el Astral ni el plano del Psiquismo, aunque no las puedan practicar.

Recordamos que aunque tienen un potente efecto protector, defensivo y no agresivo, el practicante debe tener el cuerpo acostumbrado a las Runas y muy limpio su Astral, para no recibir daños de su propia creación, por conflictos emocionales. Se producirán muchas veces fenómenos y sincronismos notables, mejores cuanto más clara y correctamente se lo visualice y se consiga generar el "momentum", en que la creación mental se plasma en el éter. Pero cabe advertir que también puede causar reacciones agresivas en otras personas por la presencia de alguien que vive en su Cilindro Rúnico. Esto no debe preocuparnos, pero hay que saberlo para comprender y gestionar cualquier situación así, ya que si ocurre que alguien reacciona mal sin haberle dado ningún motivo, sólo nos indica que esa persona debe ser evitada al menos por el momento, y si no es posible por tratarse de un compañero de trabajo, por compartir espacio y tiempo de modo inevitable, hemos tratarle con más Amor y respeto, sin hipocresía, ya que esas reacciones no significan que se trate de un enemigo arquetípico, sino de los falsos ego que todo el mundo tiene. Los reales enemigos arquetípicos reaccionarán huyendo casi siempre.

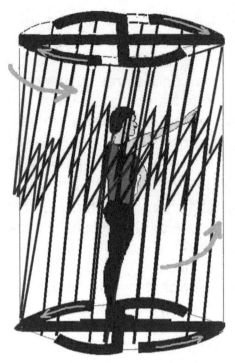

LA PRÁCTICA: Se hace en total soledad. Incluso sin la pareja, aunque luego se le enseñe a hacerlo. Se coloca en la posición de Doble Sieg para lanzar. Se hace (siempre doble) hacia cada punto cardinal, de tamaño algo mayor que el propio cuerpo. En cada una se ocupa el tiempo necesario para visualizar y dejarla impresa muy fuertemente en el éter. Luego se dibuja con la mano la Swastika a los pies. Posteriormente la Subwastika cerrando arriba el conjunto de las cuatro Doble Sieg. Da igual si se hacen al revés y que sea una u otra la de arriba o la de abajo. Incluso algunos hacen la misma, y todo girando en el mismo sentido, para facilitar la visualización. Quizá esta forma sea la más adecuada la primera vez que se hace, hasta que se practica bastante la visualización. En este caso, se hace girar todo junto. Pero la oposición de giro de las Swasticas (levógira y dextrógira) se genera una energía mayor. En cualquier caso, las Sieg giran (se hace aumentar la velocidad mentalmente) hasta llegar a las 17.000 revoluciones por minuto. En el caso óptimo, una Swastica gira hacia la derecha y la otra a la izquierda, lo cual es más complejo de visualizar, pero ha de hacerse girar también a esa velocidad, hacia el otro lado. Cuando se ha conseguido visualizar la situación correctamente, la sensación de protección es notable. Luego se puede "duplicar" muy fácilmente, si la creación ha sido muy bien plasmada.

Algunas personas y animales, especialmente los perros vecinos, cuyos dueños sean psicológicamente inestables, pueden reaccionar ante nuestra presencia agresivamente, pero se cuidarán mucho de atacarnos. Es preferible ser temido por los tontos, que pasto de sus fechorías.

LAS OTRAS RUNAS...

A lo largo de la historia, como todo lo que lleva a la evolución del Humano mortal, y sirve a su liberación, los practicantes han sido objeto de persecución y los símbolos adulterados mediante la literatura y por todos los medios que los esclavistas han podido pergeñar y usar. Así que se ha elaborado en todas las épocas, runas falsas, del mismo modo que un uso "exotérico" (como las piedritas grabadas para adivinar) en vez que su enseñanza esotérica real.

Por otro lado y sin intensión de desvirtuarlas, la necesidad de aumentar el número de símbolos en los códigos de navegación y señales militares, en mapas y otras cosas de la exploración, geografía, etc., ha dado lugar a conjuntos rúnicos muy alejados de su forma y uso original. Las aquí presentadas son las auténticas y únicas Runas de Fütark. El significado de esta palabra es "Guía Antigua", porque es la primera guía para que la Humanidad mortal se redima a sí misma, como se explica en los primeros capítulos.

Esas modificaciones pueden hallarse en Internet y en muchos otros libros, pero todos ellos sin la utilidad que presenta éste, con las Runas originales y en su valor y práctica también original.

¡QUE LA LUZ, EL AMOR Y EL PODER,
RESTABLEZCAN EL PLAN DIVINO EN LA TIERRA!

9 781447 721963